ullstein

Emma Bardwell

Der 30-Gramm-Plan

Mit Proteinen, pflanzlicher Kost und Ballaststoffen zu Wunschgewicht und mehr Wohlbefinden

Aus dem Englischen von Bernhard Ubbenhorst

Ullstein

Besuchen Sie uns im Internet:
www.ullstein.de

Deutsche Erstausgabe im Ullstein Taschenbuch

1. Auflage Februar 2026

Die englische Originalausgabe erschien 2025 unter dem Titel
The 30g Plan bei Vermilion.

Bei Fragen zur Produktsicherheit wenden Sie sich bitte an
produktsicherheit@ullstein.de
Umschlaggestaltung: zero-media.net, München nach einer
Vorlage von © Jo Myler
Gesetzt aus der ITC Galliard, Superior Title und Alegreya
Satz: Savage Types Media GbR, Berlin
Druck und Bindearbeiten: ScandBook, Litauen
ISBN 978-3-548-07441-2

Inhalt

Für Sue und Jim für alles

Einleitung

Sag mir einfach, was ich essen soll!

Kennen Sie das? Wird Ihnen auch manchmal schwindelig bei der schieren Anzahl von Ernährungsempfehlungen, sodass Sie nicht mehr wirklich wissen, was Sie überhaupt noch essen dürfen oder sollen? Lassen auch Sie sich von den ständig auf den Markt strömenden Diäten dazu verführen, zwischen den neuesten Trends hin- und herzuwechseln, ohne nennenswerte Ergebnisse zu erzielen? Und machen Sie sich wegen Ihres Übergewichts sogar schon Sorgen um Ihre zukünftige Gesundheit, auch im Hinblick auf das Risiko chronischer Erkrankungen wie Typ-2-Diabetes? Fühlen Sie sich mit alldem mittlerweile so überfordert, dass Sie einfach nicht wissen, wie und wo Sie anfangen sollen, das zu ändern? Seien Sie versichert, Sie sind mit diesen Problemen nicht allein. So wie die zahlreichen Patienten, die ich in der Vergangenheit zum Thema Übergewicht beraten habe, plagt auch Sie vermutlich das Gefühl, dass man Sie mit Informationen über gesunde Ernährung überhäuft, Sie aber trotzdem nicht wissen, wie Sie dieses Wissen auf Ihrem Teller umsetzen sollen.

Aus genau diesem Grund habe ich den 30-Gramm-Plan entwickelt: um den vielen Ratsuchenden in meiner Praxis in einfachen Worten zu erklären, was genau sie essen müssen, um Gewicht zu verlieren und Lebensqualität zu gewinnen. Ihre übliche Bitte war: »Sag mir einfach, was ich essen soll!«, und genau das mache ich in diesem Buch.

Der 30-Gramm-Plan fasst alles zusammen, was ich in meinem langjährigen Berufsleben als Ernährungsberaterin gelernt habe, um Ihnen dabei helfen zu können, sich zukünftig wieder schlank, leistungsfähig und voller Energie zu fühlen. Betrachten Sie dieses Buch als eine Chance, sich mit einfachen und leicht umzusetzenden Maßnahmen auf eine gesunde Ernährung umzustellen, die Ihnen tatsächlich beim Abnehmen hilft. Dazu müssen Sie nicht alle komplizierten Details zu einzelnen Nährstoffen kennen oder sich über die richtigen Essenszeiten den Kopf zerbrechen. Vieles rund um eine gesunde Ernährung und das Abnehmen wird derzeit um einiges komplizierter gemacht, als notwendig wäre. In den folgenden Kapiteln werde ich Ihnen beweisen, dass es weder Ihr Wissen noch Ihren Geldbeutel oder Ihr Zeitbudget überfordern muss, sich gesund zu ernähren, dabei Gewicht zu verlieren und sich trotzdem satt zu fühlen.

Der 30-Gramm-Plan basiert auf der Annahme, dass Sie für Ihr Wohlfühlgewicht nur mit etwas Konsequenz einige grundlegende Prinzipien – ich nenne sie meine vier Grundregeln – befolgen müssen. Sie müssen dabei nicht perfekt sein. Sie dürfen weiterhin Ihre Lieblingsspeisen genießen. Und Sie werden sich nicht hungrig, unwohl oder eingeschränkt fühlen. Im Gegenteil – der 30-Gramm-Plan wird Ihre Lebensqualität sogar steigern. Vertrauen Sie mir (und dem Urteil meiner vielen zufriedenen Patienten und Patientinnen, denen ich bereits helfen konnte): Er funktioniert wirklich!

Die vier Grundregeln des 30-Gramm-Plans lauten:

- 30 g Proteine (mehr oder weniger) zu jeder Mahlzeit
- 30 g Ballaststoffe pro Tag
- 30 oder mehr verschiedene Arten von Pflanzenkost pro Woche
- ein kleines Kaloriendefizit (300–500 kcal)

Diese vier Regeln sind gut recherchiert, durch wissenschaftliche Daten belegt und wurden bereits von über tausend Patienten in meiner Praxis und in meinen Online-Kursen erfolgreich getestet. Wenn Sie sich an die vier Regeln des 30-Gramm-Plans halten, fühlen Sie sich satt, vermeiden Heißhungerattacken und reduzieren den Muskelabbau (der oft bei Diäten auftritt). Dazu wirken Sie Stimmungsschwankungen entgegen, senken Ihren Cholesterinspiegel, steigern Ihre Energie und versorgen Ihre Darmbakterien mit Nährstoffen. Das klingt nach einer ganzen Menge, oder? Aber ich versichere Ihnen, dass das, was ich Ihnen dazu beibringen werde, unglaublich einfach in die Praxis umzusetzen ist.

Der 30-Gramm-Plan funktioniert, weil er nicht dogmatisch formuliert und in Stein gemeißelt ist. Er kann an Ihren individuellen Geschmack und Ihre Ernährungsvorlieben angepasst werden. Es gibt keine Verbote für bestimmte Lebensmittel, und Sie müssen sich nicht sklavisch an eine vorgegebene Art der Ernährung halten. Für viele von Ihnen, insbesondere für jene, die schon Erfahrung mit Diäten haben, bedeutet das, dass Sie nun sogar mehr essen dürfen als bei Ihren vorherigen Abnehmversuchen.

Sobald Sie die Grundregeln beherrschen – sobald Sie also mehr Proteine, Ballaststoffe und vielfältige Pflanzenkost in Ihre Ernährung einbeziehen und Ihre Kalorienaufnahme an Ihren Bedarf anpassen –, besitzen Sie einen Plan, den Sie an sich selbst, Ihren Lebensstil und Ihren Geschmack anpassen können. Sie haben dann mehr Freiheiten, weniger Druck und ein besseres Verständnis dafür, wie Sie schnell und mühelos ausgewogene Mahlzeiten zusammenstellen können.

Alles, was ich als Ernährungsberaterin empfehle, basiert auf Daten und Forschungsergebnissen, aber keine Sorge: Ich überhäufe Sie nicht mit wissenschaftlichen Fakten und lasse Sie dann damit allein. Ich werde Ihnen vielmehr dabei helfen, die Grundregeln des 30-Gramm-Plans mit praktischen Strategien zur Verhaltensänderung umzusetzen. Die über achtzig

Rezeptvorschläge beinhalten auch vegane und vegetarische Optionen und dazu viele Ideen für das Kochen auf Vorrat und Meal Prepping. Das macht Ihnen die praktische Umsetzung des 30-Gramm-Plans so einfach wie möglich. Die aus den Rezepten zusammengestellten Wochen-Speisepläne in Kapitel 11 zeigen dann anschaulich, wie eine typische Ernährungswoche aussehen könnte.

Was die wichtigsten Ergebnisse betrifft, die Sie erwarten dürfen, so werden Sie sich bereits innerhalb weniger Tage besser fühlen und innerhalb weniger Wochen Gewicht verlieren. In der folgenden Übersicht erfahren Sie mehr darüber und dürfen sich schon mal auf die Veränderungen freuen, die Ihnen bevorstehen. Die Vorteile einer ausgewogenen Ernährung mit Proteinen, Ballaststoffen und vielfältiger Pflanzenkost sind durch zahlreiche wissenschaftliche Studien belegt, und es kommen immer wieder neue Erkenntnisse hinzu. Mit dem 30-Gramm-Plan sind Sie ganz vorn dabei – bei einer revolutionären und ebenso einfachen Art, sich gesund zu ernähren, Gewicht zu verlieren und Lebensqualität dazuzugewinnen. Sie können mit einiger Sicherheit davon ausgehen, dass die einfach zu befolgenden Anleitungen in diesem Buch einen großen Einfluss auf die Ernährungsgewohnheiten in Ihrem zukünftigen Leben haben werden.

Was Sie vom 30-Gramm-Plan erwarten dürfen

1. Änderung der Einstellung (Tag 1)

Herzlichen Glückwunsch, Sie haben beschlossen, Ihre Gesundheit selbst in die Hand zu nehmen. Das ist ein großer Schritt und der Beginn von etwas sehr Großem, das Ihnen langfristige Vorteile bringen wird. Nutzen Sie den »Neuanfangseffekt« zur mentalen Neuausrichtung und freuen Sie sich auf den vor Ihnen liegenden Weg.

2. Veränderungen im Darmmikrobiom (24 Stunden)

Eine in der Fachzeitschrift *Nature* veröffentlichte Studie zeigt, dass die Bakterien in Ihrem Darm bereits innerhalb von 24 bis 48 Stunden nach der Umstellung Ihrer Ernährung auf mehr Ballaststoffe und vielfältige Pflanzenkost zu reagieren beginnen, auch wenn es verständlicherweise etwas länger dauert, bis sich tatsächlich spürbare Verbesserungen einstellen.

3. Veränderungen in der Verdauung (eine Woche)

Mehr Ballaststoffe regen die Verdauung und den Stuhlgang an und reduzieren das Verlangen nach bestimmten Lebensmitteln. Sie sehen es zwar nicht mit bloßem Auge, aber die Darmschleimhaut, die dafür sorgt, dass alle Nährstoffe aus Ihrer Nahrung aufgenommen werden, wird widerstandsfähiger, und Ihre guten Darmbakterien beginnen zu gedeihen.

4. Veränderungen der Geschmacksknospen (7 bis 14 Tage)

Auf Ihrer Zunge finden sich ungefähr 10 000 Geschmacksknospen, die sich etwa alle 7 bis 14 Tage regenerieren. Wenn Sie Ihre Ernährung umstellen und/oder Ihren Zucker- oder Salzkonsum reduzieren, dauert es einige Tage, bis sich Ihre Geschmacksrezeptoren daran angepasst haben. Alles wird hinterher feiner und subtiler schmecken.

5. Veränderungen der Stoffwechselparameter (einige Wochen)

Ihre Ernährungsumstellung wird sich bereits nach wenigen Tagen positiv auf den Cholesterin- und Blutzuckerspiegel auswirken und innerhalb von zwei Wochen zu erheblichen Verbesserungen führen. Haben Sie Ihre Ernährung einen Monat lang nach dem 30-Gramm-Plan ausgerichtet, der reich an Proteinen und vielen verschiedenen Arten von Ballaststoffen und Pflanzenkost ist, so ist es sehr wahrscheinlich, dass Sie bereits erhebliche Verbesserungen bei den Stoffwechselparametern in Ihren Laborwerten feststellen werden (weitere Informationen dazu finden Sie auf S. 275).

6. Gewichtsabnahme (realistisch gesehen nach einem Monat oder mehr)

Im Gegensatz zu Crash-Diäten konzentriert sich der 30-Gramm-Plan auf eine nachhaltige Gewichtsreduzierung über einen längeren Zeitraum hinweg. Nach vier Wochen dürfen Sie mit Veränderungen Ihres Körperfettanteils rechnen, wobei Sie mit einem höheren Ausgangsgewicht möglicherweise auch schneller abnehmen.

7. Geringeres Risiko für langfristige chronische Erkrankungen (fortlaufend)

Die Summe der Vorteile des 30-Gramm-Plans lautet: Gewichtsverlust, verbesserte Insulinsensitivität, bessere Blutzuckerregulation, mehr Energie, effizientere Verdauung, reichhaltigeres Mikrobiom und eine positive Grundstimmung. Davon werden Sie auch noch lange in der Zukunft profitieren.

Wie Sie dieses Buch verwenden sollten

Legen Sie sich zunächst einen Stift und einen Notizblock zurecht, da es sinnvoll ist, sich Notizen zu machen, während Sie den Plan an Ihre individuellen Bedürfnisse anpassen. Im Idealfall sollten Sie das Buch von Anfang bis Ende lesen, um alle grundlegenden Aspekte des 30-Gramm-Plans zu verstehen. Sie werden den neuen Ernährungsplan viel konsequenter umsetzen, wenn Sie dessen Mechanismen und Hintergründe vollständig verstanden haben. Im Verlauf dieses Buches erarbeiten Sie sich ein fundiertes Wissen darüber, warum 30 g Proteine in jeder Mahlzeit und 30 g Ballaststoffe täglich sowie 30 verschiedene Arten von Pflanzenkost pro Woche in der Ernährung so wichtig sind und wie Sie diese Maßgaben auf Ihrem Teller umsetzen können. Außerdem gebe ich Ihnen Antworten auf Fragen und Bedenken, die mir bereits häufig begegnet sind, sodass Sie über alle benötigten Informationen verfügen werden.

Falls Sie jedoch lieber sofort mit den Rezepten loslegen möchten und auf Hintergrundinformationen verzichten wollen, nur zu. Dann blättern Sie direkt zu den Kapiteln 7 bis 10 weiter, wo Sie eine große Auswahl an einfach zuzubereitenden, geschmacksintensiven Mahlzeiten finden, mit denen

Ihre Ernährungsumstellung sofort beginnen kann. Bei jedem Rezept findet sich eine Nährwertangabe dazu, wie viel Proteine, Ballaststoffe und Kalorien darin enthalten sind. Es gibt Optionen für Flexitarier, Veganer und Vegetarier sowie vorbereitete Wochen-Speisepläne und Vorschläge für Zutaten, die Ihnen den Einstieg so einfach wie möglich machen.

Die Kapitel im Überblick

Es ist natürlich wichtig, was Sie essen, aber ich erkläre Ihnen dazu noch, *warum* es wichtig ist. So befasst sich Kapitel 1 mit der Wissenschaft und den Mechanismen, die den Vorteilen einer Ernährung mit 30 g Proteinen pro Mahlzeit, 30 g Ballaststoffen pro Tag und 30 verschiedenen Arten von Pflanzenkost pro Woche zugrunde liegen.

Kapitel 2 erläutert dann, warum Sie zur Gewichtsreduzierung ein kleines Kaloriendefizit benötigen (das bedeutet, dass Sie weniger Kalorien zu sich nehmen, als Sie verbrauchen) und wie Sie dies im Rahmen des 30-Gramm-Plans angehen sollten. Anschließend gebe ich Ihnen praktische Methoden (und Formeln) an die Hand, mit denen Sie Ihren eigenen maximalen täglichen Kalorienverzehr zur Gewichtsabnahme berechnen können. Keine Sorge: Ich gehe zwar ziemlich detailliert darauf ein, habe es aber dennoch einfach und verständlich gehalten.

In Kapitel 3 stelle ich Ihnen den 30-Gramm-Plan selbst vor, erläutere, wie er funktioniert und was er beinhaltet, und gebe Ihnen einige wertvolle Tipps, wie er sich an Ihre persönlichen Bedürfnisse anpassen lässt.

Die Ernährung ist eines der wirkungsvollsten Mittel, die uns zur Verfügung stehen, aber die Erhaltung einer guten Gesundheit geht über das hinaus, was wir zu uns nehmen. Aus diesem Grund finden Sie in Kapitel 4 zusätzliche Empfehlungen zu Ihrem Lebensstil, denen Sie begleitend zur Ernährungsumstellung folgen sollten. Von Krafttraining bis hin zum Stressmanagement habe ich einige der wichtigsten dazu geeigneten Maßnahmen zusammengestellt, die Ihnen helfen werden, sich rundum wohlzufühlen.

Der 30-Gramm-Plan ist zwar so konzipiert, dass er einfach zu befolgen ist, aber sicher bleiben trotzdem einige Fragen dazu offen. In Kapitel 5 finden Sie daher Antworten auf häufig gestellte Fragen. In Kapitel 6 gibt es einen Überblick, was Sie in Ihrer Küche für den 30-Gramm-Plan an Zutaten und an Hilfsmitteln benötigen, um wertvolle Zeit bei der Zubereitung Ihrer Mahlzeiten einzusparen. In den Kapiteln 7 bis 10 finden Sie die Rezepte für den 30-Gramm-Plan und in Kapitel 11 die dazugehörigen Wochen-Speisepläne.

Der daran anschließende Abschnitt (ab S. 273) ist ein entscheidender Teil des Puzzles, insbesondere wenn Sie Ihren persönlichen 30-Gramm-Plan dokumentieren und sich selbst kontrollieren wollen, um sicherzustellen, dass Sie diesen Weg auch nach dem Lesen dieses Buches nachhaltig weiterverfolgen. Hier erfahren Sie, wie Sie Ihre Fortschritte dokumentieren und wie Sie eine tabellarische Kopiervorlage zur Kontrolle Ihrer täglichen Gewohnheiten nutzen können. Auf dieser sollten Sie jeden Tag selbst gewählte Ziele abhaken, für die maximale Motivation, sie langfristig weiterzuverfolgen.

Das Lesen dieses Buches und die Umstellung Ihrer Ernährung mithilfe des 30-Gramm-Plans bieten eine gute Gelegenheit, auch eine kleine Gesundheitsbilanz zu ziehen. Ab S. 275 finden Sie eine Beschreibung von Tests, die Sie dazu in einem Gesundheitscheck durchführen lassen sollten. Die in diesen Tests ermittelten Stoffwechselparameter, vom Blutzuckerspiegel bis hin zu den Triglyceridwerten, helfen Ihnen dabei, Ihren aktuellen Gesundheitszustand zu beurteilen. Dazu gehört eine praktische Tabelle zur fortlaufenden Erfassung Ihrer zukünftigen Laborergebnisse, mit der Sie Ihre Fortschritte stets im Blick haben.

Ich bin überzeugt von der heilenden Kraft einer gesunden Ernährung und sehe täglich in meiner klinischen Praxis, wie positiv sie sich auswirkt. Dieses Buch soll Ihnen zeigen, dass es für eine gesunde Ernährung nicht kompliziert, teuer, aufwendig oder zeitraubend sein muss, leckere und nahrhafte Gerichte zuzubereiten. Es geht darum, sich gut zu ernähren, besser zu leben und sich besser zu fühlen – jetzt ist der perfekte Zeitpunkt, damit anzufangen.

Nach dem Lesen dieses Buches werden Sie:

- über mehr als 80 Rezepte für den 30-Gramm-Plan verfügen.
- wissen, wie man ganz einfach 30 (oder mehr) verschiedene Arten von Pflanzenkost pro Woche in die Ernährung integriert.
- die Vorteile der Aufnahme von 30 g Proteinen mit jeder Mahlzeit verstehen.
- wissen, warum 30 g Ballaststoffe täglich essentiell für Ihre Gesundheit sind.
- eine Checkliste mit Ihren bevorzugten protein- und ballaststoffreichen Zutaten erstellen können.
- den Mechanismus hinter der Gewichtsabnahme verstehen und wissen, wie Sie die dazugehörige Berechnungsformel für sich anwenden.
- die Labortests kennen, die Sie zur Überprüfung Ihrer Stoffwechselgesundheit regelmäßig durchführen lassen sollten.
- in der Lage sein, Ihren individuellen 30-Gramm-Plan zu erstellen.

Ich freue mich sehr, all dies und noch viel mehr mit Ihnen zu teilen. Lassen Sie uns gleich auf der nächsten Seite loslegen!

KAPITEL 1

Warum der 30-Gramm-Plan wirkt

Was würden Sie sagen, würde man Ihnen eröffnen, dass Sie *mehr* essen müssen als zuvor, wenn Sie abnehmen und gesund bleiben wollen? Kaum zu glauben, aber genau das rate ich Ihnen in meinem 30-Gramm-Plan. Mit ihm dürfen Sie sich auf mehr Geschmack, mehr Abwechslung, mehr Vielfalt und mehr sättigende Lebensmittel freuen, während Sie einem wissenschaftlich fundierten Ernährungsplan folgen, der sich darauf konzentriert, bestimmte Lebensmittel hinzuzufügen, anstatt sie wegzulassen. Kein Wunder, dass ich bereits Tausende von diesem Plan überzeugen konnte, die ihn obendrein noch einfach umzusetzen fanden.

Ein weiterer Grund, warum der Plan von vielen so gut angenommen wird, ist seine Flexibilität. Anstatt Sie anzuhalten, strenge Regeln strikt zu befolgen, überzeuge ich Sie stattdessen, sich auf einzelne Bereiche und Ziele zu konzentrieren, die leichter zu erreichen und individuell zu formulieren sind und Ihnen auch einigen Spielraum geben, wenn das Leben mal dazwischenkommt.

Der 30-Gramm-Plan im Überblick

- Etwa 30 g Proteine pro Mahlzeit
- Etwa 30 g Ballaststoffe pro Tag
- Etwa 30 (oder mehr) verschiedene Arten von Pflanzenkost pro Woche
- Ein tägliches Kaloriendefizit von 300 bis 500 Kalorien (darauf gehe ich in Kapitel 2 ein)

Möglicherweise erreichen Sie diese Zielvorgaben nicht sofort. An manchen Tagen sind Sie vielleicht schon sehr nah dran, an anderen fehlt es Ihnen jedoch an Konsequenz. Oder Sie müssen die Mengen zur Anpassung an Ihre persönlichen Bedürfnisse ein wenig variieren (dabei helfe ich Ihnen gerne). Wie auch immer, diese Vorgaben sind nur Richtwerte – es sind keine festen Regeln. Ich habe mich für diese Mengen entschieden, weil ihre Vorteile in der Forschung so häufig hervorgehoben werden (siehe S. 289–291) und, was genauso wichtig ist, weil ich festgestellt habe, dass die Ernährung nach dem 30-Gramm-Plan greifbare Ergebnisse liefert und sich leicht in den Alltag Berufstätiger integrieren lässt. Selbst wenn Sie anfangs weit von den Zielvorgaben entfernt sind, bringt bereits ein kleiner Schub in die richtige Richtung erhebliche Vorteile für Ihre Gesundheit und Ihr Wohlbefinden mit sich.

Die magische Zahl »30« stelle ich Ihnen nun einmal genauer vor.

Warum 30 g Proteine pro Mahlzeit?

Es ist zwar äußerst selten, dass jemand in Industrieländern an einem Proteinmangel leidet, aber es ist eine Tatsache, dass nur sehr wenige Patienten, die ich in der Ernährungsberatung bisher betreut habe, die optimale Menge von 30 g hochwertigen Proteinen pro Mahlzeit erreicht haben. Proteine sind dabei nicht nur für Fitnessfanatiker wichtig, die Muskeln aufbauen wollen – sie sind in jedem Alter von entscheidender Bedeutung.

Der Mensch besteht zu etwa 60 Prozent aus Wasser. Würde man dieses Wasser entfernen, bestünde die Hälfte der verbleibenden 40 Prozent des Körpervolumens aus Proteinen. Proteine sind buchstäblich die Bausteine – sozusagen das Tragwerk – jeder Zelle, jedes Muskels, jedes Gewebes und jedes Organs. Sie brauchen Proteine für so ziemlich alles, wie Sie der beeindruckenden Liste im Folgenden entnehmen können.

Wobei helfen Proteine?

- Hormonproduktion (zum Beispiel Schilddrüse, Testosteron und Östrogen)
- Muskelwachstum und -reparatur
- Blutzuckerhaushalt
- Appetitregulierung
- DNA-Struktur
- Hirnfunktionen
- Neurotransmitterproduktion (zum Beispiel Serotonin und Dopamin)
- Gesundheit des Bindegewebes (zum Beispiel Sehnen und Bänder)
- Langlebigkeit und gesundes Altern
- Kollagen und Gesundheit von Haaren, Haut und Nägeln
- Knochengesundheit
- Wohlgefühl und besserer Schlaf
- Immunität

Sie müssen sich dabei nicht ausschließlich auf Proteine konzentrieren und so andere Nährstoffe vernachlässigen, aber Sie sollten über den Tag verteilt eine angemessene Menge zu sich nehmen, und zwar etwa 30 g pro Mahlzeit. Diese Menge stellt sicher, dass Sie ständig über einen Vorrat an Aminosäuren (die kleinen Moleküle, aus denen Proteine bestehen) verfügen, damit Ihr Körper in der Lage ist, die oben aufgeführten Aufgaben zu erfüllen.

Ein kurzer Blick auf die Wissenschaft

Es gibt insgesamt zwanzig verschiedene Aminosäuren, von denen neun essentiell sind (das heißt, Sie müssen diese über die Nahrung aufnehmen) und elf nicht essentiell (Ihr Körper stellt diese selbst her). Essentielle und nicht essentielle Aminosäuren bilden zusammen alle Proteinmoleküle, die Sie benötigen.

- **Essentielle Aminosäuren**: Histidin, Isoleucin, Leucin, Lysin, Methionin, Phenylalanin, Threonin, Tryptophan, Valin
- **Nicht essentielle Aminosäuren**: Alanin, Arginin, Asparagin, Asparaginsäure, Cystein, Glutamin, Glutaminsäure, Glycin, Prolin, Serin, Tyrosin

Ihr Körper produziert ständig Proteine und baut sie je nach Bedarf auch wieder ab. Da Sie Proteine als Baumaterial jedoch nirgendwo speichern können, müssen Sie darauf achten, dass Sie täglich ausreichend Proteine über Ihre Ernährung zu sich nehmen. Wenn Sie weniger Proteine aufnehmen, als Sie abbauen, gesunden Sie weniger schnell, wird Ihr Immunsystem geschwächt, nimmt Ihre Knochendichte ab, und Sie verlieren Muskelmasse. In extremen Fällen von Proteinmangel beginnt Ihr Körper buchstäblich damit, sich selbst zu verzehren. Als Erstes sind die Muskeln betroffen, und bei schwerem Proteinmangel weitet sich dies sogar auf Organe wie das Herz aus. Im Alltag sorgt eine permanente Unterversorgung mit Proteinen unter Umständen dafür, dass Sie sich ständig hungrig oder schwach fühlen, Ihre Haare ausdünnen und an Glanz verlieren und Sie brüchige Nägel und trockene Haut bekommen.

Proteine in Lebensmitteln

Proteinhaltige Lebensmittel beinhalten unterschiedliche Konzentrationen von Aminosäuren, wobei einige Lebensmittel einen höheren Anteil an bestimmten Aminosäuren aufweisen als andere. Alle tierischen Proteinzutaten und auch viele pflanzliche – darunter Tofu, Seitan, Tempeh, Edamame, Quinoa und Hanfsamen – enthalten alle neun essentiellen Aminosäuren in ausreichender Menge. Deshalb kommen diese Zutaten in den Rezepten des 30-Gramm-Plans immer wieder vor. Auch wenn einige pflanzliche Proteinzutaten geringere Konzentrationen bestimmter Aminosäuren aufweisen, lässt sich durch die Kombination verschiedener pflanzlicher Lebensmittel über den Tag verteilt leicht der gesamte Proteinbedarf decken. Eine Ernährung, die regelmäßig Vollkornprodukte, Linsen, Bohnen, Kichererbsen, Nüsse und Samen enthält, stellt beispielsweise sicher, dass Sie alle essentiellen Aminosäuren erhalten, auch wenn Sie sich ausschließlich pflanzlich ernähren.

Proteine in der Lebensmitte

Für alle über 40 gilt: Ausreichend Proteine in der Ernährung werden mit zunehmendem Alter besonders wichtig. Die Enzyme, die Sie zum Abbau von Nahrungsproteinen benötigen, werden im Alter weniger, und die Verdauung ist deshalb weniger effizient bei der Aufnahme und Verwertung von Proteinen. In der Lebensmitte ist es daher besonders wichtig, pro Mahlzeit etwa 30 g Proteine oder mehr zu sich zu nehmen.

Warum sind 30 Gramm so wichtig?

Aus umfangreichen Forschungen ist bekannt, dass 30 g hochwertige Proteine die Menge ist, die das Erreichen der sogenannten »Leucin-Schwelle« sicherstellt. Das Überschreiten dieser Schwelle stellt ein Signal dar, das den Körper dazu veranlasst, neue Muskeln aufzubauen – ein Prozess, der auch Muskelproteinsynthese genannt wird. Wenn Sie nicht genug Proteine zu sich nehmen, die dem Körper zum Erreichen der »Leucin-Schwelle« die benötigten 2,5 bis 3 g der Aminosäure Leucin liefern, bauen Sie weniger schnell oder nicht so effektiv neue Muskeln auf. So einfach ist das. Wenn Sie jetzt denken, dass Muskeln für Sie nicht wichtig sind, weil das doch nur für diejenigen gilt, die besonders kräftig sein und gut aussehen wollen, halten Sie diesen Gedanken bitte noch einmal zurück.

Für alle, die abnehmen oder ihr Verhältnis von Muskeln zu Fett (im Fitness-Bereich auch »Körperzusammensetzung« genannt) verändern möchten, sind Proteine deshalb wichtig, weil sie von den drei Hauptmakronährstoffen (die anderen beiden sind Kohlenhydrate und Fette) am besten sättigen, also ein besonders starkes Gefühl der Sättigung erzeugen. Wenn Sie 30 g Proteine im Hähnchen oder Tofu am Abend gegessen haben, brauchen Sie danach sicherlich kein Dessert mehr.

Und obwohl es stimmt, dass Muskeln dabei helfen, kräftig, gesund und robust auszusehen und sich auch so zu fühlen, gehen ihre Vorteile weit darüber hinaus. Eine der nützlichsten Funktionen von Muskeln, über die viel zu wenig gesprochen wird, ist, dass sie wie ein Schwamm für Glukose und Fette wirken. Falls Sie also auf teure Nahrungsergänzungsmittel zur Vermeidung von Blutzuckerspitzen setzen, deren Wirksamkeit nicht einmal erwiesen ist, oder gar Glukose-Sensoren zur kontinuierlichen Blutzuckermessung nutzen (die nur für Menschen mit Diabetes unerlässlich sind), sollten Sie sich stattdessen lieber darauf konzentrieren, gesunde Muskeln aufzubauen, die Ihren Blutzucker- und auch den Blutfettspiegel regulieren.

Die »Protein-Leverage-Hypothese« besagt, dass der Mensch stets so lange isst, bis sein täglicher Proteinbedarf gedeckt ist, und dass der Appetit erst nach Erreichen dieser Schwelle nachlässt. Viele, die sich hauptsächlich von hoch verarbeiteten, proteinarmen Lebensmitteln ernähren, neigen demnach dazu, zu viel zu essen – fast wie eine Art Ausgleich –, bis genügend Proteine aufgenommen wurden. Das wird als einer der Gründe dafür angesehen, dass Fettleibigkeit in den westlichen, industrialisierten Ländern zu einem immer größeren Problem wird. Die Hypothese wird durch einige aktuelle Studien gestützt. Im Jahr 2022 entdeckten Forscher der Universität Sydney einen Zusammenhang zwischen einem erhöhten Proteinkonsum und einer insgesamt geringeren Nahrungsaufnahme. Im selben Jahr stellte eine amerikanische Studie einen Zusammenhang zwischen einer erhöhten Proteinaufnahme, einer größeren Vielfalt an Lebensmitteln sowie einer insgesamt gesünderen Ernährung her.

Zu berücksichtigen ist auch, dass Männer und Frauen ab Ende 30 beginnen, Muskelmasse zu verlieren, was einer der Gründe dafür ist, dass sie in dieser Lebensphase oft an Stellen Fett ansetzen, an denen sie es nicht wollen (etwa um den Bauch herum). Muskelabbau ist zwar bis zu einem gewissen Grad ein natürlicher Teil des Alterungsprozesses, ein Vorgang, der als Sarkopenie bekannt ist, aber den sollte man wirklich so weit wie möglich minimieren. Und sicherlich will niemand durch schlechte Ernährung, Krankheit oder Bewegungsmangel noch zusätzlich Muskelmasse verlieren. Glücklicherweise spielen Proteine, wie es im Folgenden deutlich wird, eine wichtige Rolle dabei, dieses Risiko klein zu halten.

Die beste Methode, den Muskelabbau zu verhindern, ist eine ausreichende Zufuhr von Proteinen über die Nahrung und dazu Krafttraining (mehr darüber auf S. 79). Um die

Muskelproteinsynthese anzuregen (zur Erinnerung: Dies ist der Mechanismus, der die Muskelmasse aufbaut), benötigt der Mensch etwa 30 g hochwertige Proteine pro Mahlzeit. Tatsächlich deuten Forschungsergebnisse darauf hin, dass eine solche Ernährung im Vergleich zu einer proteinarmen Ernährung auch in vielen anderen Bereichen Vorteile mit sich bringt. Etwa bei der Appetitregulation, bei der Gewichtsreduzierung, bei Stimmungsschwankungen, bei Schlafstörungen und bei körperlicher Schwäche. Das beobachte ich auch in meiner Praxis immer wieder. Kurz gesagt: Eine ausreichende Proteinaufnahme – insbesondere in Kombination mit Ballaststoffen, zu denen ich noch komme – hat das Potenzial, Ihr Leben grundlegend positiv zu verändern.

Proteine sind auch ein wichtiger Faktor, wenn Sie GLP-1-Injektionen, die sogenannten »Abnehmspritzen« wie zum Beispiel Ozempic, zur Gewichtsreduktion einsetzen. Sie mindern die dabei häufig dokumentierten Nebenwirkungen wie etwa Müdigkeit und Muskelabbau.

30 g Proteine pro Mahlzeit auf einen Blick

Es ist interessant und natürlich auch spannend, einmal zu sehen, was genau 30 g Proteine in der Realität auf dem Teller sind. Schauen Sie sich dazu die folgenden Beispiele an. Jedes von ihnen entspricht 30 g Proteinen. Auf S. 31 finden Sie außerdem eine Aufstellung, in welchen Lebensmitteln sich welche Mengen an Proteinen befinden. Die ist sehr praktisch, wenn Sie die Proteinmengen der Zutaten in Ihren eigenen Rezepten bewerten möchten. Aber wie wird das dann hinterher als Mahlzeit auf Ihrem Teller aussehen? Um Ihnen den 30-Gramm-Plan so einfach wie möglich zu machen, habe ich in den Kapiteln 7 bis 10 jede Menge Rezepte für Flexitarier, Vegetarier und Veganer aufgenommen, mit denen Sie die 30 g Proteine pro Mahlzeit in köstlichen Gerichten einfach und schnell auf Ihren Teller zaubern können.

- 200 g griechischer Joghurt mit 0 % Fett + 1 EL Kürbiskerne + 1 EL Erdnussbutter
- Omelett aus 2 Eiern + 100 ml Eiklar + ein Protein-Bagel + 2 gehäufte EL Hüttenkäse
- ½ Block Tofu (gerührt) + 3 gehäufte EL Hefeflocken + 1 Scheibe Roggen-Toast
- 4 Scheiben Putenschinken + ½ Avocado + ⅓ Dose schwarze Bohnen
- ⅓ Block Tempeh (gebraten) + eine Handvoll Edamame + ½ Beutel vorgekochter Vollkornreis
- 1 kleine Hähnchenbrust + gemischter Blattsalat
- ½ kleine Dose Thunfisch + Vollkorn-Pita-Brot + ½ Dose gemischte Bohnen

Häufige Fragen zu 30 g Proteinen

Warum empfehlen Sie mehr als die normalerweise empfohlene Tagesdosis an Proteinen?

Gute Frage! Die empfohlene Tagesdosis für Proteine liegt bei etwa 0,8 g pro kg Körpergewicht. Für eine 70 kg schwere Person entspricht dies 56 g Proteinen pro Tag. Es ist jedoch wichtig, zu wissen, dass diese Empfehlung auf der Menge basiert, die zur Vorbeugung eines Mangels erforderlich ist – es handelt sich also um eine Mindestmenge und nicht um eine optimale Menge. Dazu berücksichtigt sie weder den Gesundheitszustand einer Person noch deren körperliche Aktivität. Je nach Alter, Geschlecht, Lebensstil, Ernährungsgewohnheiten und körperlicher Aktivität liegt eine optimale

Proteinversorgung bei etwa 1,2 bis 2 g Proteinen pro kg Körpergewicht (siehe Tabelle unten). Vor diesem Hintergrund würde eine 70 kg schwere Person zwischen 84 und 140 g Proteine pro Tag benötigen.* Ich will es Ihnen aber nicht komplizierter erklären, als es ist. Meiner Meinung nach ist eine tägliche Proteinmenge von 90 g für die meisten eine gute Basis, die Sie mit nur drei Mahlzeiten nach den Rezepten des 30-Gramm-Plans mühelos erreichen. Und Sie können diese Menge bei Bedarf auch ganz einfach auf 120 g pro Tag erhöhen, zum Beispiel mit einem der proteinreichen Smoothies aus Kapitel 10.

Wie viele Proteine benötigen Sie pro Tag?

Ihr Gewicht**	1,2 g pro kg	1,4 g pro kg	1,6 g pro kg
50 kg	60 g	70 g	80 g
55 kg	66 g	77 g	88 g
60 kg	72 g	84 g	96 g
65 kg	78 g	91 g	104 g
70 kg	84 g	98 g	112 g
75 kg	90 g	105 g	120 g
80 kg	96 g	112 g	128 g
85 kg	102 g	119 g	136 g
90 kg	108 g	126 g	144 g

* Hinweis: Viele Studien weisen darauf hin, dass eine Proteinaufnahme von mehr als 1,6 g pro kg Körpergewicht in der Allgemeinbevölkerung keine erkennbaren Vorteile hat.

** Verwenden Sie Ihr Zielgewicht, wenn Sie viel Gewicht verlieren möchten.

Stimmt es, dass eine proteinreiche Ernährung schlecht für die Nieren ist?

Eine Metastudie aus dem Jahr 2018 (eine Metastudie fasst die Ergebnisse vieler Studien zusammen) kam nach der Auswertung von 28 Studien zu dem Schluss, dass selbst eine extrem proteinreiche Ernährung (bis zu 2,4 g pro kg Körpergewicht pro Tag) die Nierengesundheit nicht beeinträchtigt. Es ist jedoch zu beachten, dass es sich hierbei um Studien mit relativ kurzen Betrachtungszeiträumen handelte und nur wenige Langzeitdaten verfügbar sind. Sofern Sie kein Profisportler sind, gibt es keinen wirklich triftigen Grund, mehr als 1,6 g Proteine pro kg Körpergewicht zu sich zu nehmen. Bitte beachten Sie jedoch, dass eine proteinreiche Ernährung bei Nierenerkrankungen jeglicher Art nicht empfehlenswert ist.

Sind pflanzliche Proteine nicht unvollständig und daher tierischen Proteinen unterlegen?

Pflanzliche Proteine sind nicht unbedingt unvollständig, aber einige pflanzliche Proteinzutaten weisen einen geringeren Gehalt an bestimmten Aminosäuren auf (wie bereits auf S. 22 erläutert). Beispielsweise enthalten Bohnen nur wenig Methionin und Reis nur sehr wenig Lysin, während tierische Proteinzutaten in der Regel eine ausreichende Menge an allen essentiellen Aminosäuren aufweisen. Sie nehmen jedoch problemlos alle benötigten Aminosäuren aus pflanzlichen Proteinzutaten auf, wenn Sie täglich eine Vielzahl von pflanzlichen Lebensmitteln in Ihre Ernährung integrieren. Genau das machen Sie natürlich auch beim 30-Gramm-Plan. Egal, ob Sie Veganer, Vegetarier oder Flexitarier sind, ich habe an Sie gedacht.

Darf ich zum Erreichen der gewünschten Proteinmenge Nahrungsergänzungsmittel verwenden?

Proteinpulver sind industriell hoch verarbeitete Produkte, aber ebenso eine sehr bequeme und schnelle Möglichkeit, Ihre Proteinaufnahme auf einfache Weise zu erhöhen. Ich persönlich würde sie nicht mehrmals täglich als Mahlzeitenersatz verwenden, da es immer am besten ist, Nährstoffe aus vollwertigen Lebensmitteln zu beziehen. Hochwertige Proteinpulver sind jedoch sicher und besonders für jene zu empfehlen, für die es problematisch ist, allein über die Ernährung ausreichend Proteine aufzunehmen. Aus diesem Grund biete ich in Kapitel 10 auch einige Smoothie-Rezepte mit Proteinpulver an. Achten Sie beim Kauf von Proteinpulver auf solche aus Molke (aus Milch hergestellt), aus Kasein (aus Milch hergestellt, aber laktosearm, daher bei einer Intoleranz zu empfehlen) oder aus pflanzlichen Varianten (in der Regel aus Soja, Vollkornreis oder Erbsenmischungen), die idealerweise von unabhängigen Stellen auf Reinheit und Qualität zertifiziert wurden (etwa nach Bio-, IFS- oder ISO9001-Standard), und überprüfen Sie die Etiketten zur Vermeidung von zugesetztem Zucker, Zusatzstoffen und Konservierungsmitteln. Idealerweise sollte eine Portion Proteinpulver mindestens 20 g Proteine und 2,5 bis 3 g Leucin enthalten.

Liefert eine vegane Ernährung genügend Proteine?

Es gibt viele hervorragende vegane Proteinzutaten. Für mich sind die besten: Tofu, Tempeh (aus fermentierten Sojabohnen), Seitan (aus Weizeneiweiß) und Hülsenfrüchte (Bohnen, Linsen, Kichererbsen und Edamame). Was die Proteine in Milchprodukten angeht, sind Produkte aus Soja etwa gleichwertig mit Kuhmilch (siehe S. 242 für einen direkten Vergleich), obwohl es erwähnenswert ist, dass die meisten Sojajoghurts deutlich weniger Proteine enthalten als echter (der dickflüssige, abgetropfte) griechischer Joghurt. Ein etwaiger Mangel lässt sich von Veganern sehr einfach durch die Zugabe von zusätzlichen Samen (Hanf und Kürbis weisen den höchsten Proteingehalt auf) oder auch durch die Zugabe hochwertigen pflanzlichen Proteinpulvers vorbeugen.

Im Folgenden finden Sie eine Liste mit dem Proteingehalt verschiedener Lebensmittel. Die ist nützlich, falls Sie wissen möchten, wie viel Sie davon verzehren müssen, um mit ihnen die gewünschte Proteinaufnahme zu erreichen.

Leitfaden für Proteinquellen und -mengen

(vollständige Tabelle auf S. 286)

LEBENSMITTEL	MENGE	EINHEIT	PROTEIN
GEFLÜGEL			
Hähnchenbrust (gegart)	100 g	Kleines Filet	30 g
Putenbrustscheiben	100 g	8 durchschnittliche Scheiben	23 g
Putenschinken	50 g	2 Scheiben	6 g
FISCH/MEERESFRÜCHTE			
Kabeljau (gegart)	100 g	Kleines Filet	25 g
Lachs (gegart)	100 g	Kleines Filet	23,5 g
Riesengarnelen (gegart)	100 g	Nur essbarer Anteil	16 g
ROTES FLEISCH			
Rinderhackfleisch (5 % Fett)	100 g		31 g
Schweinekoteletts (gegart)	100 g	Nur essbarer Anteil	31 g

LEBENS-MITTEL	MENGE	EINHEIT	PROTEIN
MILCHPRODUKTE UND EIER			
Griechischer Joghurt (10 %)	100 g		6,5 g
Griechischer Joghurt (5 %)	100 g		9 g
Ei (gekocht)	50 g	1 großes	7,5 g
PFLANZLICH			
Tempeh	100 g		21,5 g
Tofu	100 g		17 g
Molken-proteinpulver	20 g	2 gehäufte Esslöffel	15,5 g

Ich habe einige negative Dinge über Soja gehört – was sollte ich darüber wissen, bevor ich es in meine Ernährung aufnehme?

Es gibt einige Bedenken, die häufig im Zusammenhang mit Soja aufkommen, daher werde ich hier näher darauf eingehen. Das erste betrifft Soja und Brustkrebs. Das hängt damit zusammen, dass Soja chemische Verbindungen, sogenannte Isoflavone, enthält, die auch als Phytoöstrogene bekannt sind. Die Phytoöstrogene, die in Soja und auch anderen Lebensmitteln wie etwa Leinsamen vorkommen, ahmen die Wirkung von Östrogen nach. Dabei ist es wichtig, zu betonen, dass die hormonelle Wirkung der Phytoöstrogene viel, viel schwächer ist als die des körpereigenen Östrogens. Dazu wirken Phytoöstrogene sowohl östrogenfördernd als auch östrogenhemmend. Das bedeutet, dass sie, je nachdem, wo sie im Körper wirken, die Östrogenreaktion verstärken oder verringern. In der Forschung sind zahlreiche Metastudien zu diesem Thema bekannt (einige finden Sie auf S. 289–291). Die Ergebnisse scheinen darauf hinzudeuten, dass Soja weder einen positiven noch einen negativen Einfluss auf das Brustkrebsrisiko hat und im besten Fall sogar dazu beitragen kann, ein Wiederauftreten bei Frauen zu verhindern, bei denen bereits Brustkrebs diagnostiziert wurde. Bitte beachten Sie jedoch, dass Isoflavon-Präparate (konzentrierte Formen von Phytoöstrogenen) für Frauen mit Brustkrebs nicht empfohlen werden, da diesbezüglich noch keine Studien vorliegen.

Ein weiteres Problem ist, dass Soja bei Männern unter Umständen zu einer sogenannten »Verweiblichung« beitragen kann (zum Beispiel zu »Männerbrüsten«, auch Gynäkomastie genannt). Es scheint, dass in den meisten Fallstudien, die zu diesem Thema veröffentlicht wurden, die betroffenen Männer weit über die normale Menge hinaus Soja konsumierten – bis zu 20 Portionen pro Tag.

Schließlich wird Soja auch oft mit Mythen rund um Schilddrüsenprobleme in Verbindung gebracht. Laut Forschungsergebnissen gibt es keine statistisch relevanten Daten, die einen Zusammenhang zwischen Hypothyreose (Schilddrüsenunterfunktion) und Sojakonsum belegen, solange kein Jodmangel vorliegt (Jod ist in Algen, Fisch, Meeresfrüchten, Milchprodukten, Eiern, grünen Bohnen und Erdbeeren sowie in jodiertem Salz enthalten). Beheben Sie daher einen eventuellen Jodmangel, bevor Sie Sojaprodukte in Ihre Ernährung aufnehmen. Wenn Sie an einer Schilddrüsenerkrankung wie Hashimoto-Thyreoiditis leiden und das Medikament L-Thyroxin einnehmen müssen, sollten Sie Soja zwar nicht meiden, aber es ist ratsam, das Medikament auf nüchternen Magen einzunehmen und danach mindestens eine Stunde lang auf Nahrungsmittel oder Getränke zu verzichten – ob auf Sojabasis oder nicht –, da diese die Wirksamkeit des L-Thyroxins möglicherweise beeinträchtigen.

Warum 30 g Ballaststoffe pro Tag?

Ballaststoffe sind die stillen Helden der Ernährungswelt, und ich habe es mir zur Aufgabe gemacht, ihnen zu mehr Bekanntheit zu verhelfen! Laut den Richtlinien der britischen Regierung sollten Erwachsene etwa 30 g pro Tag zu sich nehmen. Die Deutsche Gesellschaft für Ernährung empfiehlt die gleiche Menge. In Großbritannien liegt die durchschnittliche Ballaststoffaufnahme bei etwa 18 g und in den USA bei nur etwa 16 g pro Tag. Auch in Deutschland wird die empfohlene tägliche Aufnahmemenge mit 18 g bei Frauen und 19 g bei Männern deutlich unterschritten. Obschon Ballaststoffe leicht zugänglich und reichlich vorhanden sind, ist es offensichtlich, dass die meisten von uns viel zu wenig davon zu sich nehmen. Was eigentlich verrückt ist, da Ballaststoffe eine beeindruckende Liste von Vorteilen mit sich bringen, darunter auch zahlreiche Effekte, die beim Abnehmen helfen. Diese stelle ich Ihnen nun genauer vor.

Ballaststoffreiche Lebensmittel sind in der Regel voluminös, was dazu führt, dass sie den Magen physisch füllen. Ihr Magen verfügt über Dehnungsrezeptoren, die bei ihrer Aktivierung Sättigungshormone wie GLP-1 (das gleiche wie in den sogenannten Abnehmspritzen) produzieren, die Ihrem Gehirn signalisieren: »Hör auf zu essen, du hast genug.« Ballaststoffe lassen die Nahrung länger im Magen verweilen. Das hält Sie länger satt, Sie müssen weniger zwischen den Mahlzeiten naschen, und Ihr Blutzuckerspiegel bleibt stabil, was wiederum dazu beiträgt, sich rundum wohl und leistungsfähig zu fühlen. Aber die Liste der Vorteile von Ballaststoffen endet hier noch nicht. Es hat sich auch gezeigt, dass sie zur Senkung des LDL-Cholesterinspiegels beitragen und das Risiko für Herzerkrankungen, Schlaganfall, Diabetes, Fettleibigkeit und einige Krebsarten reduzieren.

Wenn Ihnen beim Wort »Ballaststoffe« sofort nur langweilige, unappetitlich aussehende Lebensmittel wie Kleie einfallen, sind Sie nicht allein – das geht den meisten so. Allerdings wird damit den Ballaststoffen großes Unrecht getan. Ballaststoffe sind nicht nur wichtig für die Gesundheit – laut der Deutschen Gesellschaft für Ernährung senkt ein höherer Konsum von Ballaststoffen das Risiko der Gesamtsterblichkeit um 22 Prozent –, sie sind auch verblüffend vielfältig und schmecken mit ein wenig Kreativität wunderbar, wie Sie schnell bemerken werden, wenn Sie die Rezepte für den 30-Gramm-Plan schließlich ausprobieren. Und ein besonderer Hinweis für alle, die Kohlenhydrate meiden: Auch Ballaststoffe sind tatsächlich eine Art von Kohlenhydraten. Das ist nur einer von vielen Gründen, warum man Kohlenhydrate nicht grundsätzlich ablehnen oder fürchten sollte. Sie spielen eine wichtige Rolle für die Gesundheit und führen nicht automatisch zu einer Gewichtszunahme. Mehr dazu erfahren Sie in Kapitel 2.

Früher dachte man, Ballaststoffe seien nur dazu da, für eine regelmäßige Verdauung zu sorgen, was sie auch hervorragend leisten. Doch heute ist bekannt, dass sie neben all den anderen bereits erwähnten Vorteilen auch eine wichtige Rolle bei der Ernährung des Darmmikrobioms spielen – der Billionen von Bakterien, die im Dickdarm leben. Diese Bakterien arbeiten im Darm synergetisch an der Verdauung mit. Fast wie winzige Apotheken bauen sie unverdauliche Ballaststoffe aus der Nahrung ab und wandeln sie in nützliche Verbindungen um, die auch als kurzkettige Fettsäuren (SCFA »short chain fatty acid«) bekannt sind. Diese SCFAs – wie etwa Butyrat, Propionat und Acetat – bieten ein großes gesundheitsförderndes Potenzial. Sie beeinflussen viele Systeme und Organe positiv, darunter das Immunsystem, die Hormone, das Gehirn, die Psyche, die Haut und den Stoffwechsel.

Hier sind einige der wichtigsten Aufgaben der Darmbakterien aufgeführt:

- Sie produzieren einige Vitamine, wie etwa B2, Folsäure, B12 und Vitamin K.
- Sie tragen zur Regulierung des Immunsystems bei.
- Sie spielen eine Rolle bei Appetitregulierung, Fettspeicherung und Stoffwechsel.
- Sie beeinflussen die Qualität des Schlafes.
- Sie regulieren Entzündungen.
- Sie helfen, Hormone wie Östrogen zu modulieren und zu verstoffwechseln (über ein Netzwerk von Bakterien, das als Estrobolom bekannt ist).
- Sie helfen dabei, überschüssiges Cholesterin abzubauen und auszuscheiden.
- Sie produzieren Polyphenole, die antioxidative Eigenschaften besitzen (mehr dazu auf S. 45).
- Sie helfen, die Anzahl schädlicher Bakterien in Schach zu halten.
- Sie spielen eine Rolle bei der Gesunderhaltung der Darmschleimhaut.
- Sie unterstützen die kognitiven Funktionen, das Wohlbefinden und die psychische Gesundheit.

Ballaststoffe

Ballaststoffe sind sogenannte komplexe Kohlenhydrate, die nur in Pflanzen vorkommen. Allerdings sind nicht alle Ballaststoffe gleich. Es gibt viele verschiedene Arten – vielleicht mehr als hundert –, aber der Einfachheit halber werde ich mich nur auf zwei konzentrieren: lösliche und unlösliche Ballaststoffe.

Lösliche Ballaststoffe

Mischt man sie mit Wasser, erhalten lösliche Ballaststoffe eine gelartige Konsistenz, weshalb sie manchmal auch als viskose Ballaststoffe bezeichnet werden. Sie wirken wie ein Schwamm und helfen dabei, Cholesterin aus dem Darmtrakt zu entfernen. Sie stecken in Hafer, Bohnen, Linsen, Bananen, Feigen und Birnen. Lösliche Ballaststoffe sind besonders gut geeignet, um den Weitertransport der Nahrung aus dem Magen in den Darm zu verzögern. Das hält das Sättigungsgefühl länger aufrecht und hilft dabei, den Appetit zu kontrollieren und den Blutzuckerspiegel zu regulieren.

Resistente Stärke
Es handelt sich hierbei eigentlich um eine Art löslicher Ballaststoffe, die jedoch besondere Erwähnung verdient. Einige Studien zeigen, dass die resistente Stärke das Sättigungsgefühl steigert, die Insulinsensitivität verbessert und den Appetit reduziert. Sie scheint für bestimmte Darmbakterien besonders attraktiv zu sein. Sie blühen beim Verdauen von resistenter Stärke geradezu auf und produzieren mehr kurzkettige Fettsäuren (die SCFAs, wie bereits beschrieben). Es ist sehr einfach, die Aufnahme von resistenter Stärke zu steigern. Sie ist nicht nur in grünen Bananen, Haferflocken und den meisten Bohnensorten enthalten, sondern durch Kochen, Abkühlen und erneutes Erhitzen scheint sich der Gehalt an resistenter Stärke auch in Lebensmitteln wie Reis, Kartoffeln, Nudeln und Brot zu erhöhen. Beachten Sie beim Erhitzen von Reis unbedingt Folgendes: Lassen Sie ihn nach dem Kochen abkühlen und stellen Sie ihn schnell in den Kühlschrank. Achten Sie darauf, dass der Reis beim erneuten Erhitzen auf eine hohe Temperatur gebracht wird, und verzehren Sie ihn innerhalb von 24 Stunden. Wärmen Sie Reis niemals mehr als einmal auf.

Unlösliche Ballaststoffe
Der Mensch kann unlösliche Ballaststoffe wie etwa Cellulose oder Lignin in der Nahrung nicht abbauen. Selbst die Bakterien des Mikrobioms scheitern daran. Sie passieren den Magen und Dünndarm unverdaut bis in den Dickdarm und entfalten dort ihre gesundheitsförderliche Wirkung, indem sie den Darminhalt voluminöser machen (das ist gut!). Sie sorgen so für einen regelmäßigen Stuhlgang, beugen der Verstopfung vor und helfen, viele Stoffe zu binden und auszuscheiden, die der Körper nicht mehr benötigt. Viele unlösliche Ballaststoffe finden sich in Blumenkohl, Haferkleie, grünen Bohnen, Sellerie, Nüssen und Samen. Unlösliche Ballaststoffe kommen auch besonders häufig in der Schale von Obst und Gemüse vor. Wenn Sie also Kartoffeln, Pastinaken und Karotten gern ungeschält essen, nur zu. Sogar die Schale von Früchten wie Kiwis und Feigen ist für den Verzehr geeignet – waschen Sie diese aber zuvor gründlich ab.

30 g Ballaststoffe auf einen Blick

Nachdem Sie nun wissen, warum es so wichtig ist, reichlich Ballaststoffe zu sich zu nehmen, erkläre ich im Folgenden, wie Sie dies auf sehr einfache und genussvolle Weise tun. Hier ein Beispiel dafür, wie ein Tag mit 30 g Ballaststoffen aussehen könnte:

Frühstück

Porridge aus 2 EL (30 g) Haferflocken + 1 EL Chiasamen + 1 EL geschroteter Leinsamen + Milch Ihrer Wahl + 15 Himbeeren = 17 g Ballaststoffe

Mittagessen

1 Vollkorn-Pita + 1 gekochtes Ei + ½ Avocado + 1 EL gemischte Samen = 7,5 g Ballaststoffe

Abendessen

125 g gebratenes Gemüse + ½ Block (120 g) Tofu + 1 gehäufte Handvoll Vollkornreis + 1 EL Sesam = 9,5 g Ballaststoffe

Gesamt = 34 g Ballaststoffe pro Tag

Und wenn Sie neugierig sind, wie viel Ballaststoffe bestimmte alltägliche Lebensmittel enthalten, sehen Sie sich die folgende Tabelle an:

Ballaststoffe in Lebensmitteln

Lebensmittel	Ballaststoffe pro 100 Kalorien
Flohsamenschalen	40 g
Himbeeren	12,5 g
Brombeeren	12,5 g
Artischocken	10 g
Brokkoli	9,5 g
Spinat	9,5 g
Grüner Spargel	9 g
Blumenkohl	8 g
Pak Choi	8 g
Schwarze Bohnen	7,5 g
Rote Kidneybohnen	7 g
Chiasamen	7 g

Lebensmittel	Ballaststoffe pro 100 Kalorien
Karotten	7 g
Erdbeeren	6,5 g
Rote Bete	6,5 g
Birnen	5,5 g
Butterbohnen	5 g
Kiwis	5 g
Rote Linsen	5 g
Leinsamen	5 g
Haferkleie	4,5 g
Blaubeeren	4,5 g
Äpfel	4,5 g
Kichererbsen	4,5 g
Vollkornbrot	4,5 g
Orangen	4,5 g
Mandeln	4 g
Avocados	4 g
Popcorn	4 g
Freekeh	3,5 g
Süßkartoffeln	3,5 g
Bananen	3 g
Haferflocken	3 g
Pflaumen	3 g
Tempeh	3 g
Kartoffeln	2,5 g
Quinoa	2 g

Häufige Fragen zum Verzehr von 30 g Ballaststoffen pro Tag

Wie stelle ich fest, ob mein im Laden gekauftes Brot ballaststoffreich ist oder nicht?

Überprüfen Sie das Etikett – ballaststoffreich ist alles, was 6 g Ballaststoffe (oder mehr) pro 100 g enthält.

Wie vermeide ich Blähungen und Völlegefühl, die manchmal durch den Verzehr von mehr Ballaststoffen entstehen?

Manche empfinden ballaststoffreiche Lebensmittel wie etwa Bohnen als Auslöser für Darmbeschwerden. Das liegt daran, dass sie besonders reich an fermentierbaren Ballaststoffen sind, die bei der Aufspaltung durch die Darmbakterien Gase wie Methan und Wasserstoff bilden. Die Lösung des Problems besteht darin, Ballaststoffe erst langsam und nach und nach in die Ernährung aufzunehmen, damit sich die Darmbakterien daran gewöhnen können. Beginnen Sie beispielsweise mit einem Esslöffel Bohnen zu den Mahlzeiten – bleiben Sie ein oder zwei Wochen dabei und steigern Sie dann die Menge auf zwei Esslöffel und so weiter. Weitere Tipps zur Vorbeugung von Blähungen finden Sie in Kapitel 3 (siehe S. 74).

Wie sieht eine ballaststoffreiche Ernährung für Einsteiger aus?

Sie müssen nicht über Nacht 30 g Ballaststoffe zu sich nehmen. Aus den oben genannten Gründen ist es sogar besser, die Ballaststoffaufnahme langsam zu steigern. Beginnen Sie entweder mit sehr kleinen Mengen Ballaststoffen zu jeder Mahlzeit und steigern Sie diese Woche für Woche, oder konzentrieren Sie sich einfach darauf, mehr Ballaststoffe zum Frühstück zu sich zu nehmen, bis Sie sich sicher genug fühlen, sie auch dem Mittag- und Abendessen hinzuzufügen.

Gibt es Tipps, um die Ballaststoffaufnahme etwas zu beschleunigen?

Auf jeden Fall! Hier sind drei einfache Tipps:

1. Ein Esslöffel (ca. 10 g) Flohsamenschalen liefert Ihnen satte 8 g Ballaststoffe – fast ein Drittel Ihres Tagesbedarfs. Das Gute daran ist, dass sie in der Regel gut verträglich sind, da es sich nicht um fermentierbare Ballaststoffe handelt, die mitunter Blähungen verursachen. Sie können sie über Porridge streuen, zu Brotrezepten hinzufügen oder sie in Müsli oder Joghurt rühren. Unabhängig davon, wie Sie Flohsamenschalen zu sich nehmen, sollten Sie danach viel Wasser trinken, damit die Ballaststoffe problemlos durch Ihren Darm kommen.
2. Ersetzen Sie Weißbrot durch Brot aus gekeimtem Getreide, wie etwa Hesekiel-Brot, das einen höheren Ballaststoff- und Proteingehalt hat, oder probieren Sie mein Hüttenkäsebrot, das sehr einfach zuzubereiten ist und pro Scheibe 9 g Proteine und 5,5 g Ballaststoffe enthält (Rezept auf S. 250).
3. Halten Sie Ausschau nach Nudeln aus roten Linsen, gelben Erbsen, Edamame oder Mungobohnen – sie enthalten etwa 12 g Ballaststoffe und 21 g Proteine pro 100 g (im Vergleich zu normalen Nudeln, die etwa 3 g Ballaststoffe und 12 g Proteine pro 100 g enthalten) – und sie schmecken großartig, vorausgesetzt Sie kochen diese nicht zu lange. Die meisten Supermärkte führen diese Produkte mittlerweile.

Warum 30 verschiedene Arten von Pflanzenkost pro Woche?

Das Forschungsprojekt »American Gut Project« aus dem Jahr 2018 – eine Crowdsourcing-Studie mit mehr als 10 000 Teilnehmern – hat gezeigt, dass die Probanden mit dem gesündesten (das heißt vielfältigsten) Mikrobiom im Darm etwa 30 verschiedene Arten von Pflanzenprodukten pro Woche zu sich nahmen. Diese Zahl ist keineswegs in Stein gemeißelt, aber sie untermauert die These, dass eine große Vielfalt an Pflanzenkost in der Ernährung sehr gesundheitsfördernd ist.

Der Begriff »Pflanzenkost« umfasst:

- Obst
- Gemüse
- Nüsse
- Samen
- Vollkornprodukte
- Kräuter und Gewürze

Pflanzliche Lebensmittel enthalten nicht nur Ballaststoffe (deren Vorteile bereits erwähnt wurden), sondern auch reich lich Präbiotika und Polyphenole. Was bedeutet das im Klartext? Nun, Präbiotika dienen als Nahrung für Ihre guten Darmbakterien. Mit anderen Worten: Sie helfen, Ihre Billionen von Darmbakterien zu ernähren, damit diese prächtig gedeihen. Polyphenole sind Moleküle mit antioxidativer Wirkung. Es gibt viele verschiedene Arten – tatsächlich Tausende. Einige sind Ihnen sicherlich schon bekannt. Etwa die Flavonoide, die in dunkler Schokolade enthalten sind, oder die Anthocyane, die sich in Beeren finden (weitere Informationen dazu finden Sie auf S. 45–46). Natürlich spielen Präbiotika und Polyphenole auch in den Rezepten des 30-Gramm-Plans eine wichtige Rolle. Im Folgenden erfahren Sie, warum.

Präbiotika

Stellen Sie sich Ihr Darmmikrobiom, die Billionen guter Bakterien, die hauptsächlich in Ihrem Dickdarm leben, wie einen Regenwald vor, der voller verschiedener Arten ist. Präbiotika sind der Dünger, der dieses unglaublich vielfältige Ökosystem nährt. Präbiotika sind im Wesentlichen Ballaststoffe, die während der Verdauung nicht vollständig abgebaut werden und nahezu unverändert in Ihren Dickdarm gelangen, wo nützliche Bakterien mit Namen wie *Akkermansia*, *Lactobacillus* und *Bifidobacterium* darauf warten, sich daran zu laben. Präbiotika tragen Studien zufolge zu einer Verbesserung der Blutzuckerkontrolle, einer Regulierung des Appetits und zur Unterstützung der Hautgesundheit bei. Die gute Nachricht ist, dass es nicht schwer ist, sie in Ihre Ernährung aufzunehmen, solange Sie viele verschiedene Arten von Pflanzenkost essen, was Sie natürlich mit dem 30-Gramm-Plan auch machen! Präbiotika finden sich in fast allen pflanzlichen Lebensmitteln, die Ballaststoffe enthalten.

Besonders viele Präbiotika finden sich in:

- Obst: Aprikosen, Granatäpfel, getrocknete Feigen, Datteln, grüne Bananen
- Gemüse: Artischocken, grüner Spargel, Rote Bete, Fenchel, Rosenkohl, Knoblauch, Lauch, Zwiebeln
- Vollkornprodukte: Hafer, Dinkel, Roggen, Gerste, Freekeh

- Nüsse und Samen: Mandeln, Cashewnüsse, Pistazien, Haselnüsse, Chiasamen, Leinsamen
- Hülsenfrüchte: Bohnen, Linsen, Kichererbsen
- Sonstiges: Zichorienwurzel, Löwenzahntee, Kamillentee, Seidentofu

Polyphenole (manchmal auch als sekundäre Pflanzenstoffe bezeichnet) sind entzündungshemmende Verbindungen, die in Pflanzen vorkommen. Hohe Konzentrationen finden sich in der Regel in den bunten und dunkel pigmentierten Schalen von Beeren, Gemüse und Obst, aber auch in Kräutern, Gewürzen, Kaffee, Tee und dunkler Schokolade. Polyphenole wirken antioxidativ und entzündungshemmend, und neuere Forschungsergebnisse scheinen zu belegen, dass die verschieden gefärbten Pflanzenanteile zahlreiche unterschiedliche gesundheitliche Vorteile bieten, da Billionen verschiedener Bakterien in Ihrem Darm diese abbauen und fermentieren. Dies ist nur einer der Gründe, warum jeder Ernährungsberater, der etwas auf sich hält, empfiehlt, »den Regenbogen zu essen«. Daher ist es eine gute Idee, sich mit ausreichend kunterbuntem dunklem Blattgemüse, blauen, schwarzen und roten Beeren und kräftig rot, orange und gelb gefärbten Gewürzen wie Paprika und Kurkuma einzudecken. Sogar Olivenöl und Kaffee enthalten nachweislich nützliche Polyphenolverbindungen.

Hier finden Sie eine Übersicht über einige der häufigsten Polyphenole und worin sie zu finden sind:

Polyphenol	Zutat
Anthocyane	Beeren
Catechine	Grüner Tee
Flavonoide	Dunkle Schokolade
Isoflavone	Soja
Oleocanthal	Olivenöl
Lignane	Leinsamen
Chlorogensäure	Kaffee
Quercetin	Äpfel
Curcumin	Kurkuma
Avenanthramide	Hafer
Lycopin	Tomaten

Wenn Sie Fleisch, Fisch und Milchprodukte lieben, machen Sie sich keine Sorgen: Niemand verlangt von Ihnen, darauf zu verzichten. Wenn Sie neben Ihren Lieblingsgerichten 30 verschiedene Arten von Pflanzenkost pro Woche essen, fördern Sie Ihre Gesundheit, ganz ohne auf Ihre bevorzugten tierischen Lebensmittel verzichten zu müssen. Und für alle, die Salat etc. nicht so gern mögen: Ich spreche hier bei Pflanzenkost nicht nur von grünem Blattwerk, sondern von einer viel größeren Auswahl. Sehen Sie sich diese Liste an: Oliven, Kaffee, Vollkornreis, dunkle Schokolade, schwarze Johannisbeeren, Kapern, Granatäpfel, Pfirsiche, Kidneybohnen, Couscous und Auberginen – und all dies ist nur ein kleiner Ausschnitt aus der riesigen Auswahl an pflanzlichen Lebensmitteln. Weitaus mehr finden Sie im »Pflanzenkost-Rad«, das im Folgenden zu sehen ist.

Pflanzenkost-Rad

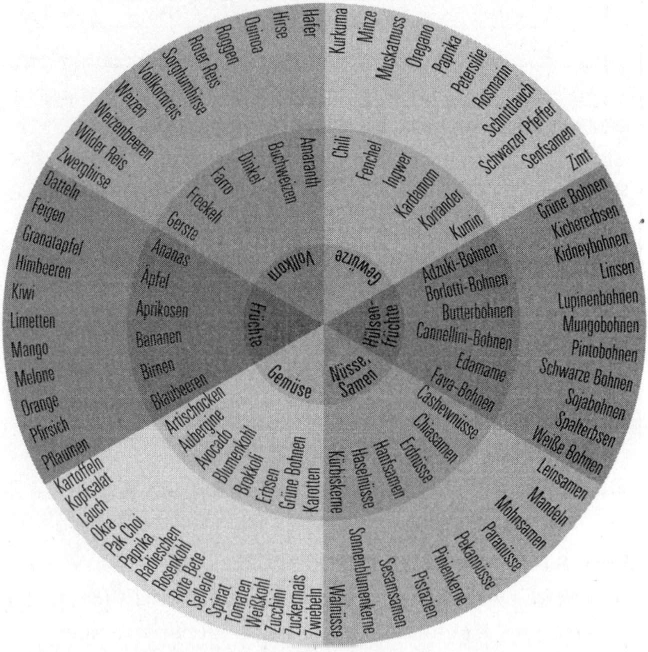

Häufig gestellte Fragen zu den 30 oder mehr Portionen Pflanzenkost pro Woche

Wie viel ist eine Portion?

Es gibt keine Standardportion, aber seien Sie lieber großzügig: ein gehäufter Teelöffel oder mehr Gewürze statt einer Prise; eine Handvoll Blattgemüse und Kräuter statt ein paar Blättern oder Stängeln und zwei Handvoll Gemüse wie Brokkoli und grüner Spargel statt nur ein paar Röschen oder Stückchen. Die Rezepte in den Kapiteln 7 bis 10 zeigen Ihnen, welche Portionsgrößen ich empfehle.

30 klingt nach viel – woher weiß ich, wie viel ich derzeit esse?

Es mag nach viel klingen, aber Sie werden überrascht sein, wie einfach es ist, diese Zahl zu erreichen. Vergessen Sie nicht, dass es nicht nur um Obst und Gemüse geht. Ich beziehe auch Bohnen, Kichererbsen, Getreide – wie Hafer, Quinoa und Vollkornreis –, Nüsse, Samen, Kräuter und Gewürze mit ein. Schauen Sie sich die Tabelle auf S. 284 an, mit der sich Ihre tatsächliche wöchentliche Aufnahme von Pflanzenkost überwachen lässt, oder notieren Sie einfach jedes einzelne pflanzliche Lebensmittel in Ihrer Ernährung in einer Liste in Ihrem Smartphone. Ich bin mir ziemlich sicher, dass Sie hinterher angenehm überrascht sein werden, wie vielfältig und lecker die Pflanzenwelt sein kann.

Was ist mit bunten Pflanzen gemeint?

Ob Bohnen oder Karotten – versuchen Sie, so viel verschiedenfarbige Pflanzenkost wie möglich zu essen. Anstatt sich beispielsweise nur an rote Kidneybohnen zu halten, probieren Sie doch einmal Butterbohnen, Adzuki-Bohnen, Borlotti-Bohnen oder schwarze Bohnen – oder kaufen Sie einfach gleich eine Dose gemischte Bohnen. Seien Sie beim nächsten Einkauf in Ihrem Lebensmittelgeschäft experimentierfreudig – statt sich auf herkömmliche Produkte zu beschränken, halten Sie Ausschau nach gelben und violetten Karotten, violettem Brokkoli und gelben und orangefarbenen Paprikaschoten. Die Farbenvielfalt ist groß. Die verschiedenen Farben stehen für unterschiedliche Arten von Polyphenolen, die alle ihre eigenen gesundheitlichen Vorteile mitbringen.

Gefroren oder frisch?

Beides zählt. Tatsächlich sind gefrorene Produkte manchmal nährstoffreicher, da sie direkt nach der Ernte eingefroren werden, wodurch ihre gesundheitlichen Vorteile und ihr Geschmack erhalten bleiben.

Sind Pilze Pflanzen?

Offiziell nein. Sie sind Pilze. Aber sie zählen trotzdem zu Ihren 30 Portionen Pflanzenkost pro Woche dazu.

Muss ich Bio-Pflanzenkost essen?

Die wichtigen gesundheitlichen Vorteile ergeben sich aus dem Verzehr von Pflanzenkost, egal ob Bio oder nicht. Also machen Sie sich bitte keine Sorgen, wenn Ihnen Bio-Produkte zu teuer sind. Auch konventionell angebaute Pflanzenkost ist ein gefundenes Fressen für Ihre Darmbakterien und wirkt Wunder für Ihre langfristige Gesundheit.

Bio oder nicht Bio

Die Forschung ist sich nicht ganz einig, wenn es darum geht, ob biologisch angebaute pflanzliche Lebensmittel nährstoffreicher sind als nicht biologisch angebaute. Eine 2014 im *British Journal of Nutrition* veröffentlichte Metastudie zeigte jedoch, dass Bio-Produkte einen »deutlich höheren« Gehalt (bis zu 69 Prozent) an Polyphenolen aufweisen. Sie zeigte auch, dass nichtbiologische Produkte einen höheren Gehalt an Cadmium, einem giftigen Metall, und Pestiziden aufweisen, wobei anzumerken ist, dass diese Werte immer noch deutlich unter den gesetzlichen Grenzwerten liegen. Umwelt- und Tierschutzaspekte gehen über den Rahmen dieses Buches hinaus, sind jedoch weitere Gründe, warum manche sich für Bio-Lebensmittel entscheiden. Unterm Strich ist die Evidenz für den Kauf von Bio-Produkten nicht eindeutig. Ob Sie meinen, dass deren Vorteile die zusätzlichen Kosten wert sind, hängt von Ihrer persönlichen Einschätzung ab.

Was zählt überraschenderweise auch zur Pflanzenkost?

Dunkle Schokolade, Olivenöl, Oliven, Vollkornnudeln, Tofu, Kapern, Balsamico-Essig, Kaffee und Tee.

Welche Lebensmittel sind nicht auf der Liste?

Weißer Reis, weiße Nudeln, Burger auf Pflanzenbasis und hoch verarbeitete Säfte sind leider nicht auf der Liste, da sie nicht »vollwertig« sind. Mit anderen Worten, ihnen wurde durch die industrielle Verarbeitung ein Großteil ihrer Ballaststoffe entzogen.

Was ist mit fermentierten Lebensmitteln?

Wenn über Darmgesundheit gesprochen wird, dürfen fermentierte Lebensmittel nicht außen vor bleiben. Sie enthalten lebende Bakterien (Probiotika), denen viele gesundheitliche Vorteile zugeschrieben werden. Sie fördern nicht nur die Verdauung, fermentierte Lebensmittel steigern auch den Gehalt bestimmter Vitamine wie Folsäure, B2, B12 und Vitamin K. Beispiele für fermentierte Lebensmittel sind Joghurt, Kefir, Miso, Sauerkraut, Kombucha, Tempeh, Natto (ein japanisches Lebensmittel aus fermentierten Sojabohnen) und

Kimchi. Wenn Sie fermentierte Lebensmittel mögen, fügen Sie diese gerne nach Belieben zu Ihren Mahlzeiten hinzu. Sauerkraut und Kimchi passen hervorragend zu den meisten herzhaften Gerichten, Miso eignet sich gut für Suppen und Eintöpfe, und Kefir ist eine wunderbare Ergänzung zu Porridge, Haferflocken und Chia-Pudding. Pasteurisierung und Erhitzen töten die guten Bakterien ab. Achten Sie daher beim Kauf fermentierter Lebensmittel im Supermarkt auf die Angaben auf dem Etikett. Wenn Sie fermentierte Lebensmittel wie Kefir oder Sauerkraut selbst zu Hause herstellen wollen, nehmen Sie davon anfangs zunächst nur kleine Mengen zu sich – ein oder zwei Esslöffel täglich – und steigern Sie die Menge danach allmählich, bis sich Ihr Darm daran gewöhnt hat.

Was zu tun ist

- Überprüfen Sie die Etiketten von verpackten Lebensmitteln, ob sie »ballaststoffreich« sind, das heißt 6 g (oder mehr) pro 100 g enthalten.
- Erstellen Sie eine Liste aller proteinreichen Lebensmittel aus der Tabelle auf S. 286–288, die Sie vermehrt in Ihre Ernährung aufnehmen möchten.
- Stellen Sie mithilfe der Tabelle auf S. 283 oder mit Notizen im Smartphone fest, wie viele verschiedene Arten von Pflanzenkost Sie derzeit pro Woche essen.
- Überlegen Sie, ob Sie täglich auch ein oder zwei fermentierte Lebensmittel zu sich nehmen möchten.
- Verwenden Sie beim Kochen reichlich Gewürze und Kräuter – ich mag besonders Sumach auf Rührei, Garam Masala zu Currys und Zimt und Muskatnuss auf Haferflocken.

KAPITEL 2

Die individuelle Formel zum Abnehmen

Im vorigen Kapitel habe ich drei der vier Grundregeln des 30-Gramm-Plans behandelt: Proteine, Ballaststoffe und vielfältige Pflanzenkost. Nun folgt die vierte Grundregel, die sich auf die Gewichtsreduzierung (insbesondere den Fettabbau) durch ein kleines Kaloriendefizit konzentriert.

Bevor ich fortfahre, möchte ich eines klarstellen: Schlanksein ist nicht gleichbedeutend mit Gesundheit, aber es ist auch bekannt, dass Übergewicht mit negativen gesundheitlichen Folgen verbunden ist. Dazu gehören Typ-2-Diabetes, Herzerkrankungen und einige Krebsarten sowie Probleme des Bewegungsapparats, wie etwa Gelenkschmerzen. Diskussionen über das Gewicht sind – auch wenn diese wohlwollend geführt werden – für viele sehr belastend. Wenn Ihnen dieses Thema unangenehm ist oder für Sie einfach nicht relevant, springen Sie gerne zum nächsten Kapitel.

Viele denken, dass sie allein deshalb mit dem 30-Gramm-Plan abnehmen, weil sie mit Proteinen, Pflanzenkost und Ballaststoffen schneller satt sind. Dies stille den Hunger, ohne dass Sie das Bedürfnis verspürten, ständig zu naschen, und somit äßen sie insgesamt auch weniger. Das Abnehmen mit dem 30-Gramm-Plan gelänge daher fast wie von selbst und ohne großen Aufwand und Kontrollen. Das geschieht aber nicht zufällig, sondern tatsächlich liegt es daran, dass die meisten durch die Ernährung nach dem 30-Gramm-Plan problemlos ein Kaloriendefizit erreichen. Jede Mahlzeit im 30-Gramm-Plan liefert etwa 500 bis 600 Kalorien. Sie können dann selbst entscheiden, wie viele Kalorien davon Sie zu sich nehmen möchten (mehr dazu später).

Ja, ich habe Kalorien erwähnt. In den sozialen Medien gibt es einige bekannte Persönlichkeiten, die behaupten, Kalorien seien irrelevant. Ich bin anderer Meinung. Ich gehe sogar so weit, zu sagen, dass es unmöglich ist, über das Abnehmen zu sprechen, ohne sich eingehender mit dem Thema Kalorien zu befassen. Also werde ich genau das jetzt tun.

Der Kosmos der Ernährungsratgeber ist schwer zu durchschauen. Er ist mitunter verwirrend, umstritten und sehr komplex, daher ist es kein Wunder, dass manche sich damit schwertun. Es kommt nahezu jeden Tag eine neue Diät auf den Markt: Clean Eating, Intervallfasten, Low Carb/High Fat, 5:2, Keto, Paleo, Atkins, Saftkur, Carnivore, Rohkost, basische Ernährung … um nur einige zu nennen. Wenn Sie mit einer dieser Methoden Gewicht verlieren – oder auch aufgrund von Krankheit oder Stress –, dann liegt das immer und ausschließlich an einem Kaloriendefizit.

Was genau meine ich mit »Kaloriendefizit«? Einfach ausgedrückt nehmen Sie dabei weniger Energie (Kalorien) zu sich, als Sie verbrauchen. Sie benötigen ja schon allein Kalorien dafür, dass Ihr Körper und Ihre Organe perfekt funktionieren. Hinzu kommen die, die Sie für Ihre täglichen Aktivitäten verbrauchen, sei es beim Pendeln zur Arbeit, beim Training im Fitnessstudio oder beim Staubsaugen Ihres Wohnzimmers. Liegt der Verbrauch insgesamt höher als die Kalorien, die Sie mit der Nahrung zuführen, nehmen Sie unweigerlich ab. Im Gegensatz zum 30-Gramm-Plan funktionieren die meisten der oben aufgeführten Diäten jedoch nur kurzfristig, weil sie zu extrem sind oder zu wenig Spaß machen, um sie über einen längeren Zeitraum durchzuhalten.

Gewichtserhaltung

Ein »Kaloriendefizit« ist die einfachste Art des Abnehmens: Man isst einfach weniger, als man verbraucht. Und obwohl es tatsächlich sehr einfach ist, wissen fast alle, dass es in der Realität sehr schwer umzusetzen ist. Den Prozess einfacher zu gestalten ist einer der Hauptgründe, warum ich den 30-Gramm-Plan entwickelt habe, und Sie werden feststellen, wie leicht das ist, wenn Sie sich das Konzept des Plans in Kapitel 3 ansehen.

Wenn Ihrem Wunsch, Ihr Gewicht zu reduzieren, eine realistische und positive Einstellung zugrunde liegt – das heißt, wenn Sie glauben, dass Sie dadurch an Lebensqualität gewinnen, und Sie keine Schuldgefühle oder Scham damit verbinden –, dann ist der 30-Gramm-Plan genau das Richtige für Sie. Es ist wichtig, dass Sie genießen, was Sie essen, ansonsten werden Sie sich niemals an eine Diät halten können. Es ergibt überhaupt keinen Sinn, Linsen, Artischocken und Spinat zu kochen, wenn Sie jeden Bissen verabscheuen. Mit meinen protein-, pflanzenkost- und ballaststoffreichen Rezepten dürfen Sie weiterhin Ihre Lieblingsspeisen essen, da nichts vom Speiseplan gestrichen wird und Hunger definitiv nicht auf der Speisekarte steht.

Das Wort »Diät« weckt oft Assoziationen mit Kohlsuppe, sogenannten Entgiftungskuren oder Shakes zum Abnehmen. Diäten versprechen dazu oft schnelle Lösungen und erfordern daher für ihren Erfolg extreme Einschränkungen und großes Durchhaltevermögen. Tatsächlich stammt das Wort »Diät« vom griechischen Wort »diaita« ab, was »Lebensweise« bedeutet, und das entspricht meinem Ansatz: eine langfristige, flexible Art der Ernährung, die Sie möglicherweise ein Leben lang beibehalten werden. Vertrauen Sie mir: Das funktioniert. Sie nehmen vielleicht nicht gleich vier Kilo in einer Woche ab, aber wenn Sie die Grundregeln des 30-Gramm-Plans befolgen, haben Sie am Ende eine Ernährung verinnerlicht, mit der Sie Ihr Wunschgewicht erreichen können, die sich gut für Sie anfühlt und die Sie möglicherweise tatsächlich ein Leben lang begleiten wird.

Es kann viele Gründe geben, warum Sie bisher Schwierigkeiten hatten, Gewicht zu verlieren. Hier sind nur einige davon:

- Sie schränken sich den ganzen Tag ein und essen dann abends zu viel.
- Sie sind müde/schlafen schlecht und greifen deshalb zum Essen, um Energie zu tanken.
- Sie reisen viel/essen oft auswärts und finden es schwierig, sich außerhalb Ihres Zuhauses gesund zu ernähren.
- Sie weichen auf Fast Food aus, weil Sie gestresst sind.
- An den Wochenenden machen Sie all die harte Arbeit zunichte, die Sie unter der Woche in Sachen Abnehmen geleistet haben.
- Sie verspüren unkontrollierbare Heißhungerattacken, die Sie dazu bringen, viel zu viel zu essen.
- Sie arbeiten zu unregelmäßigen Zeiten und können vieles rund um die Ernährung nicht im Voraus planen.
- Sie leben mit jemandem zusammen, der Sie dazu ermutigt, zu viel zu essen.
- Sie haben momentan nicht den Kopf dafür, sich gesund zu ernähren.
- Sie essen, obwohl Sie nicht hungrig sind (Sie sind gelangweilt/einsam/gestresst/traurig/unzufrieden).
- Es fehlt Ihnen an Platz/Stauraum für die Aufbewahrung vollwertiger Lebensmittel.

- Sie glauben, dass es sehr teuer ist, sich gesund zu ernähren.
- Sie haben keinen Zugang zu gesunden Zutaten.

Gewichtsabnahme

Gewichtsabnahme beruht auf einem Kaloriendefizit. Es ist jedoch so, dass jeder Mensch je nach Geschlecht, Alter, Lebensstil, Beruf und zahlreichen anderen Faktoren einen sehr individuellen Kalorienbedarf hat.

Im 30-Gramm-Plan habe ich diese Unterschiede auf zwei Optionen reduziert, die für den Durchschnittsmenschen zu einem geringen Kaloriendefizit (300 bis 500 kcal) führen: entweder bei einem Bedarf von 1500 bis 1800 oder von 1800 bis 2200 Kalorien pro Tag (eine ausführlichere Erläuterung hierzu finden Sie in Kapitel 3). Vielleicht denken Sie nun: »Aber ich bin doch kein Durchschnittsmensch«, was durchaus verständlich ist. Wie berechnen Sie also Ihren individuellen Kalorienbedarf für die Gewichtsreduzierung?

Eine Möglichkeit ist, einen Kalorienbedarfsrechner im Internet zur Hilfe zu nehmen, der wird von vielen Krankenkassen kostenlos angeboten. Er berechnet Ihnen schnell und einfach Ihren individuellen Kalorienbedarf und daraus resultierend Ihr notwendiges Kaloriendefizit zum Abnehmen. Alternativ lässt sich auch die einfache, hier im Folgenden erklärte Gleichung zur Bestimmung Ihres ungefähren täglichen Kaloriendefizits verwenden.

Multiplizieren Sie dazu im Taschenrechner Ihres Smartphones Ihr Gewicht in Kilogramm mit 2,2 und multiplizieren Sie hinterher das Ergebnis mit 11. Notieren Sie diese Zahl hier: ________. Dies ist der untere Wert Ihres Kalorienbedarfs. Multiplizieren Sie dann erneut Ihr Gewicht in Kilogramm mit 2,2 und multiplizieren Sie es danach mit 12. Notieren Sie diese Zahl hier: _______. Dies ist der obere Wert Ihrer Kalorienaufnahme zum Abnehmen.

Nehmen Sie beispielsweise an, Sie wiegen 68 Kilogramm.

(68 × 2,2) × 11 = ca. 1650 kcal
(68 × 2,2) × 12 = ca. 1800 kcal

Ihre maximale Kalorienaufnahme zum Abnehmen liegt in etwa zwischen 1650 und 1800 Kalorien pro Tag.

Wenn Sie viel Gewicht verlieren möchten, verwenden Sie Ihr Zielgewicht in Kilogramm multipliziert mit 2,2 (halten Sie es realistisch) als Basiswert.

Nehmen wir beispielsweise an, Sie wiegen 86 Kilo und möchten 11 Kilogramm bis auf 75 Kilo abnehmen.

Zielgewicht von (75 × 2,2) × 11 = ca. 1815 kcal
Zielgewicht von (75 × 2,2) × 12 = ca. 1980 kcal

Ihre maximale Kalorienaufnahme zum Abnehmen liegt dann in etwa zwischen 1815 und 1980 Kalorien pro Tag.

Bitte beachten Sie, dass dies sehr allgemeine Formeln zum Berechnen des Kalorienbedarfs sind. Wesentlich genauere Daten zum individuellen Kalorienbedarf können Sie mit den Kalorienrechnern im Internet erheben. Die hier aufgeführte Art der Berechnung sollte jedoch in den meisten Fällen vollkommen ausreichen. Die Zahlen müssen dann möglicherweise noch angepasst und optimiert werden, aber sie sind ein guter Ausgangspunkt. Halten Sie sich mindestens zwei Wochen lang daran. Wenn Sie damit abnehmen, sind Sie auf dem richtigen Weg und sollten so weitermachen. Wenn Sie nicht abnehmen, müssen Sie die maximale Kalorienaufnahme leicht reduzieren. Dabei sollten Sie sich selbst gegenüber aber sehr ehrlich sein, was Ihre Kalorienaufnahme angeht. Bei allen Rezepten im 30-Gramm-Plan sind die Kalorien schon ziemlich genau berechnet, weil ich mich bereits für Sie darum gekümmert habe. Wenn Sie jedoch zu irgendeinem Zeitpunkt Ihre eigenen Mahlzeiten und Rezepte in den 30-Gramm-Plan einbauen möchten, verwenden Sie zur Kalorienberechnung Ihrer Rezepte einfacherweise eine Kalorienzähler-App für Ihr Smartphone, von denen viele auch kostenlos zu nutzen sind.

Beachten Sie, dass Sie Ihre Werte zur maximalen täglichen Kalorienaufnahme wahrscheinlich anpassen müssen, wenn Sie bereits Gewicht verloren haben, da Sie mit weniger Körpergewicht im Ruhezustand weniger Kalorien verbrauchen. Das heißt, dass die Anzahl der notwendigen Kalorien sinkt, die Sie als Grundumsatz zum Leben benötigen, sobald Sie Körperfett verlieren. Wenn Sie also abgenommen haben und das Gefühl bekommen, dass Ihr Gewicht stagniert, lohnt es sich, Ihre maximale Kalorienaufnahme pro Tag auf genau die gleiche Weise wie zuvor neu zu berechnen, nur dass Ihr Ausgangsgewicht jetzt niedriger ist. Nehmen Sie dagegen mit dem gleichen Kaloriendefizit langsam, aber stetig ab, so müssen Sie nichts ändern.

Wenn Sie wissen möchten, wie viele Kalorien zur Erhaltung Ihres derzeitigen Gewichts notwendig sind, verwenden Sie die gleiche Formel wie oben, multiplizieren Sie diese jedoch mit 15.

Nehmen Sie zum Beispiel an, Sie wiegen 59 Kilogramm.

(59 × 2,2) × 15 = ca. 1950 kcal

Ihr Kalorienziel für die Erhaltung Ihres Gewichts beträgt in etwa 1950 Kalorien pro Tag.

Kalorien zu zählen ist beim Abnehmen anfangs sehr nützlich, aber ich rate davon ab, dies ständig zu tun. Und ich will auf keinen Fall, dass Sie sich zum Sklaven des Kalorienzählens machen und ständig beim Essen darüber nachdenken, wie viele Kalorien Sie gerade so aufnehmen. Wenn Sie die Rezepte des 30-Gramm-Plans eine Weile befolgen, bekommen Sie ein gutes Gefühl für den Kaloriengehalt der Zutaten, die Sie dabei verwenden. Nutzen Sie dieses Wissen dazu, auch Ihre eigenen Rezepte in den 30-Gramm-Plan einzubauen.

Wenn ich als Ernährungsberaterin jemanden individuell betreue, schauen wir uns vielleicht ein paar Wochen lang gemeinsam die Kalorienaufnahme im Detail an, aber selten länger. Das Leben ist zu kurz, um jeden Tag Kalorien im Essen zu zählen, sie abzuwiegen und zu messen. Ich bin aber davon überzeugt, dass es sehr förderlich ist, wenn man seine Ernährung ein paar Wochen lang etwas genauer unter die Kalorien-Lupe nimmt. Wie Sie wissen, habe ich all dies für Sie in den Rezepten und Wochen-Speiseplänen (mit vollständiger Nährwertangabe, einschließlich Kalorien) in den Kapiteln 7 bis 11 bereits durchgeführt.

Fragen und Ansichten zum Thema Kalorien

Nicht alle Kalorien sind gleich

Eine Kalorie ist eine Maßeinheit für Energie, daher sind eigentlich alle Kalorien gleich. Einfach ausgedrückt: 200 Kalorien Brokkoli entsprechen 200 Kalorien Bonbons, genauso wie ein Kilo Federn das gleiche Gewicht hat wie ein Kilo Steine. Was die Leute an dieser Argumentation verwirrt, ist, dass sie allein die Kalorienerduzierung bereits mit Gesundheit gleichsetzen. Natürlich unterscheiden sich jedoch Brokkoli und Bonbons hinsichtlich ihrer Nährstoffe erheblich. Wenn Sie abnehmen, sich wohlfühlen und ein längeres, gesünderes Leben führen möchten, ist es ratsam, auf die Art der Kalorien und Nährstoffe in Lebensmitteln zu achten – und genau das ermöglicht der 30-Gramm-Plan.

Nicht alle Kalorien aus Lebensmitteln werden abgebaut und aufgenommen, daher ist es sinnlos, sie zu zählen

Dies ist ein interessanter Punkt, der es wert ist, ihn etwas genauer zu betrachten. Forschungsergebnisse legen nahe, dass die Kalorien aus einigen Lebensmitteln viel besser zu verwerten sind als aus anderen. Ein gängiges Beispiel dafür ist die Nuss (insbesondere die Mandel), wie eine Studie des US-Landwirtschaftsministeriums ergab. Dort zeigte sich, dass beim Verzehr von einer Portion Mandeln nur 129 der insgesamt 170 darin enthaltenen Kalorien aufgenommen werden. Dies wird auf den Ballaststoffgehalt zurückgeführt, der größtenteils unverdaulich ist und daher unverändert durch den Darm wandert und ausgeschieden wird. Im Rahmen des 30-Gramm-Plans nehmen Sie viele ballaststoffreiche Lebensmittel zu sich, und ob Sie nun jede einzelne Kalorie daraus aufnehmen oder nicht, ist nicht wirklich wichtig – man könnte sogar argumentieren, dass dies beim Abnehmen hilft –, da manche der unverdauten Ballaststoffe auf jeden Fall Ihren Dickdarm erreichen und dort Ihre Darmbakterien ernähren (wie auf S. 35 erläutert).

Ein weiteres Beispiel sind Proteine. Die sind so komplex aufgebaut, dass Sie, im Vergleich zu Fetten und einfachen Kohlenhydraten (wie etwa weißes Mehl), tatsächlich jede Menge Energie allein für ihre Verdauung aufwenden müssen. Die Wissenschaft schätzt, dass allein 30 Prozent der Kalorien aus Proteinen dafür aufgewendet werden müssen, verglichen mit 5 bis 10 Prozent bei Kohlenhydraten und 0 bis 3 Prozent bei Fetten. Dies wird als thermischer Nahrungseffekt (TEF) oder auch als nahrungsinduzierte Thermogenese bezeichnet und ist einer der Hauptgründe, warum der 30-Gramm-Plan so viel Wert auf Proteine legt. Es wird angenommen, dass von 100 Kalorien aus Proteinen tatsächlich nur 70 Kalorien verwertet werden.

Ein weiterer Aspekt dabei, wie viele Kalorien aus Lebensmitteln der Mensch tatsächlich nutzt, sind der Grad ihrer Verarbeitung und/oder ihre Zubereitung und Erhitzung. Beispielsweise sind industriell hoch verarbeitete Lebensmittel in der Regel weicher und erfordern daher weniger manuelle Verdauung, das heißt weniger Kauen, was dazu führt, dass man sich leichter daran überisst. Außerdem enthalten sie in der Regel weniger Ballaststoffe und Proteine und mehr Fett und Zucker, sodass sie, wie bereits erwähnt, mehr Kalorien zur Aufnahme bereitstellen. Der 30-Gramm-Plan berücksichtigt dies und basiert überwiegend auf minimal verarbeiteter Vollwertkost.

Kalorienmessungen sind unzuverlässig

Da ist definitiv etwas Wahres dran. Online-Kalorienrechner, Kalorienangaben auf Speisekarten und die Kalorienangaben auf Lebensmitteletiketten sind niemals zu 100 Prozent genau. Das liegt daran, dass es tatsächlich ziemlich schwierig ist, den Kaloriengehalt von Lebensmitteln zu messen, und dass die Verdauung und die Fähigkeit, Nahrung zu verstoffwechseln (und die Kalorien daraus aufzunehmen), sehr individuell sind. In Großbritannien und der EU wird den Lebensmittelherstellern eine Abweichung von 20 Prozent zwischen den Nährwertangaben auf dem Etikett und den Laborergebnissen zugestanden. Daraus lässt sich schließen, dass Kalorienangaben auf Etiketten nur als sehr vage Information für den Nährwert eines Lebensmittels betrachtet werden sollten und als nur einer von vielen Parametern zur Gewichtskontrolle. Weiteres dazu finden Sie auf S. 67. Nebenbei bemerkt scheinen mir die berechneten Kalorien in Mahlzeiten, die protein- und ballaststoffreiche Lebensmittel enthalten, sehr viel genauer zu sein als diejenigen, die mehr verarbeitete Zutaten enthalten – was ein weiterer Grund ist, Vollwertkost in der Ernährung zu bevorzugen.

Kalorien zu zählen ist überflüssig

Kalorien sind ein wichtiger Aspekt, wenn es um das Abnehmen geht, aber man muss sie zur Gewichtsreduzierung nicht allzu pedantisch zählen. Beim 30-Gramm-Plan müssen Sie das ohnehin nicht, da ich das bereits für Sie übernommen habe. Wenn Sie sich jedoch nicht an die Mahlzeiten des Plans halten und dennoch Ihre Kalorienaufnahme reduzieren möchten, ohne Kalorien zu zählen, könnten Sie auch genau das Gleiche essen wie zuvor, allerdings in entsprechend kleineren Portionen. Tauschen Sie dazu die Produkte entsprechend aus (etwa fettfreien griechischen Joghurt anstatt Vollfettjoghurt) und reduzieren Sie die Menge und Anzahl Ihrer Snacks zwischendurch oder verzichten Sie auf Ihr tägliches Glas Wein zum Abendessen. All dies sind alternative Möglichkeiten, die Kalorienaufnahme zu reduzieren, ohne sich mit dem tatsächlichen Kaloriengehalt des Essens zu befassen.

Kalorienzählen beeinträchtigt Ihre psychische Gesundheit

Das kann es durchaus, weshalb ich es überhaupt nicht empfehle, wenn das Thema Essen für Sie angstbesetzt ist oder Sie in der Vergangenheit bereits eine Essstörung hatten. Das Kalorienzählen dient hier nur als Berechnungsgrundlage, um das zum Abnehmen notwendige Kaloriendefizit in der täglichen Ernährung zu bestimmen, doch das Abnehmen gelingt beim 30-Gramm-Plan auch gänzlich ohne.

Kalorienzählen ist zeitaufwendig und mühsam

Das Erfassen und Protokollieren von Kalorien nimmt etwas Zeit in Anspruch, insbesondere am Anfang, wenn man noch nicht daran gewöhnt ist. Es gibt Apps für das Smartphone, die das erheblich vereinfachen. Ich rate jedoch niemandem, dies länger durchzuziehen. Es handelt sich lediglich um ein Hilfsmittel, das sehr nützlich sein kann, um sich zu Beginn einer Gewichtsreduktion einen Überblick über die eigene, tatsächliche Kalorienaufnahme zu verschaffen.

Ich bin immer noch unsicher, wie ich mein Kaloriendefizit berechnen soll

Protokollieren Sie in diesem Fall einfach eine Woche lang alles, was Sie essen und trinken, in einer Kalorienzähler-App, ohne dabei etwas an Ihrer Ernährung zu ändern. Die meisten Apps bieten solch eine Protokollfunktion in einer kostenlosen Testversion an, sodass Ihnen dadurch keine Kosten entstehen sollten. Am Ende der Woche bekommen Sie so eine ziemlich gute Vorstellung von Ihrer aktuellen Kalorienaufnahme. Nehmen wir mal an, sie beträgt 2100. Jetzt müssen Sie zur Berechnung der Obergrenze Ihres Kaloriendefizits nur noch 300 von dieser Summe abziehen (also 2100 – 300 = 1800). Zur Berechnung der Untergrenze Ihres Kaloriendefizits ziehen Sie einfach 500 von der Summe ab (also 2100 – 500 = 1600). Der Bereich, den Sie zur Gewichtsreduzierung täglich anstreben sollten, liegt dann zwischen 1600 und 1800 Kalorien.

Kaloriendefizite sind kaum zu erzielen, wenn der Stoffwechsel verlangsamt ist

Im Allgemeinen ist der Begriff »langsamer Stoffwechsel« etwas irreführend. Eine Studie aus dem Jahr 2021 hat gezeigt, dass der Stoffwechsel entgegen der landläufigen Meinung zwischen dem 20. und 60. Lebensjahr ziemlich konstant bleibt. Danach verlangsamt er sich zwar, aber nur in sehr geringem Maße. Einige Dinge, die Sie zur moderaten Ankurbelung Ihres Stoffwechsels tun können, sind: Aufbau von Muskelmasse, ausreichend Schlaf, Vermeidung von schnellem Gewichtsverlust, den ganzen Tag über aktiv bleiben zur Steigerung Ihres NEAT-Wertes (siehe S. 82) und ausreichende Proteinaufnahme. Aus diesem Grund ist es auch nicht ratsam, eine Crash-Diät zu machen – langsamer und nachhaltiger Gewichtsverlust ist der richtige Weg.

Sollte ich den Kalorienverbrauch während des Trainings (mit einem Fitness-Tracker) messen, damit ich weiß, wie viele Kalorien ich an diesem Tag noch zu mir nehmen darf?

Dies ist ein häufiger Fehler, den man vermeiden sollte. Fitness-Tracker neigen dazu, den Kalorienverbrauch zu überschätzen, daher ist es wirklich nicht ratsam, diese Daten in Ihre Kalkulation zum Abnehmen mit einzubeziehen. Es sei denn, Sie sind Leistungssportler oder Sie trainieren mehrmals täglich. Als Durchschnittsmensch sollten Sie die Kalorien, die Sie in einer einstündigen Trainingseinheit verbrauchen, besser nur als kleinen Bonus zu Ihrem Kaloriendefizit betrachten.

Zum Abnehmen ist es wichtiger, den Anteil der Makronährstoffe (Kohlenhydrate, Fett und Proteine) zu kennen, als Kalorien zu zählen

Der Gesamtkalorienhaushalt bestimmt die Gewichtsabnahme, nicht die Menge an Proteinen, Kohlenhydraten oder Fett, die Sie zu sich nehmen. Der 30-Gramm-Plan liefert 30 g Proteine pro Mahlzeit, damit diese Sie sättigt, Ihren Appetit zügelt und zum Erhalt und Aufbau Ihrer Muskeln beiträgt. Der Rest Ihrer Kalorienaufnahme besteht aus einer für Sie geeigneten Mischung aus Kohlenhydraten und Fetten – manche bevorzugen mehr Kohlenhydrate und weniger Fette, andere mögen es genau andersherum. Es gibt zahlreiche Studien, darunter eine Metastudie von Hall und Guo aus dem Jahr 2017, die sich mit Kohlenhydraten im Vergleich zu Fetten bei der Gewichtsabnahme befassen. Bei gleicher Protein- und Kalorienaufnahme zeigen diese Studien immer wieder, dass die Fettverbrennungsrate bei fettarmen und kohlenhydratarmen Diäten nahezu identisch ist. Sie müssen sich darüber ehrlich gesagt keine Gedanken machen, wenn es um das Abnehmen geht. Solange Sie ein Kaloriendefizit aufrechterhalten, Ihre Protein- und Ballaststoffziele erreichen und viele verschiedene Arten von Pflanzenkost für die Mikronährstoffe essen – also für die Vitamine, Mineralien und nützlichen sekundären Pflanzenstoffe, die in Kapitel 1 besprochen wurden –, sind Sie auf dem richtigen Weg. Alle Rezepte im 30-Gramm-Plan wurden unter Berücksichtigung der entsprechenden Mengen an Proteinen, Pflanzenkost, Ballaststoffen und Kalorien erstellt. Die Menge an Kohlenhydraten und Fetten variiert je nach Rezept – dies hängt hauptsächlich davon ab, was am besten zur Geschmacksrichtung des Rezepts passt. Solange die entsprechenden Mengen an Proteinen, Pflanzenkost, Ballaststoffen und Kalorien enthalten sind, spielt das jedoch keine Rolle.

Wie reduziere ich die Kalorienaufnahme, ganz ohne Kalorien zu zählen?

- Probieren Sie bei jeder Mahlzeit die Hand-Hand-Faust-Daumen-Methode aus: Auf dem Teller sollte sich nicht mehr als ein handgroßes Stück Proteine, eine handgroße Menge Gemüse, eine faustgroße Portion Kohlenhydrate und eine daumengroße Menge gesunder Fette befinden.
- Halten Sie feste Essenszeiten ein und planen Sie im Voraus, was Sie jeden Tag essen werden. Improvisation führt zu unkontrollierbar vielen Variablen und erschwert die Entscheidungsfindung.
- Hören Sie auf, zwischendurch zu naschen und zu knabbern, und konzentrieren Sie sich stattdessen auf täglich drei sättigende Mahlzeiten aus dem 30-Gramm-Plan.
- Achten Sie auf Ihre Flüssigkeitsaufnahme: Wenn Sie weniger Alkohol, Milchkaffee, Softdrinks und heiße Schokolade konsumieren, sparen Sie ganz einfach schon ein paar Hundert Kalorien pro Tag ein.

Was zu tun ist

- Machen Sie sich bewusst, dass Schlanksein nicht gleichbedeutend mit Gesundheit ist. Es gibt viel genauere Messgrößen zum Zustand Ihrer Gesundheit (darauf gehe ich in Kapitel 3 ein).
- Berechnen Sie Ihren Zielbereich für das Kaloriendefizit und Ihre maximale tägliche Kalorienaufnahme (die Formeln finden Sie auf S. 57–58).
- Laden Sie sich eine Kalorienrechner-App für Ihr Smartphone herunter. Damit lässt sich Ihre Kalorienaufnahme (sowie die Nährstoffmenge in Lebensmitteln wie etwa Proteine und Ballaststoffe) anfangs besser verfolgen.

- Werden Sie nicht zum Sklaven des Kalorienzählens: Es ermöglicht anfangs ein größeres Bewusstsein für die tatsächliche Kalorienaufnahme, aber ich empfehle es nicht auf lange Sicht.
- Nutzen Sie die Hand-Hand-Faust-Daumen-Methode, wie auf S. 67 beschrieben, die eine gute Alternative zur Kalorienzählung ist.

KAPITEL 3

Der 30-Gramm-Plan in der Praxis

Hier wird es nun konkret und auch persönlich. In diesem Kapitel stelle ich Ihnen die Grundlagen des 30-Gramm-Plans vor – wie er aussieht, wie er funktioniert und wie er sich an Ihre individuellen Bedürfnisse anpassen lässt. Ich erkläre Ihnen das Konzept des 30-Gramm-Plans, gebe Ihnen einen Einblick in die dafür geeigneten Rezepte und daraus resultierenden Wochen-Speisepläne und verrate Ihnen einige praktische Tipps, mit denen Sie Zeit und Geld sparen. Außerdem helfe ich Ihnen dabei, sich auf das vorzubereiten, was vor Ihnen liegt, und gebe Ihnen eine Vorstellung davon, welche Veränderungen in Ihrem Leben Sie vom 30-Gramm-Plan erwarten dürfen.

Eine kurze Zusammenfassung

Der 30-Gramm-Plan basiert auf der Aufnahme von 30 g Proteinen pro Mahlzeit, 30 g Ballaststoffen pro Tag und 30 oder mehr verschiedenen Arten von Pflanzenkost pro Woche. Darüber hinaus empfehle ich Ihnen dringend, einige zusätzliche Maßnahmen zu ergreifen, wie etwa durch mehr Bewegung und Stressabbau die Umsetzung des 30-Gramm-Plans zu unterstützen. Darauf werde ich in Kapitel 4 näher eingehen.

Wie in Kapitel 1 erläutert, hilft Ihnen die Ernährung nach dem 30-Gramm-Plan, sich satt zu fühlen, Heißhungerattacken zu vermeiden, den Blutzuckerspiegel zu regulieren, Muskeln aufzubauen und Körperfett zu verlieren.

Das Konzept des Ernährungsplans

Der 30-Gramm-Plan basiert auf einem durchschnittlichen Tagesbedarf von 2000 bis 2500 Kalorien. Die meisten Rezepte in diesem Buch haben einen Kaloriengehalt von 500 bis 600 Kalorien pro Mahlzeit. Die beiden im Folgenden aufgeführten Optionen wurden für ein täglich zu erreichendes Kaloriendefizit von 300 bis 500 Kalorien berechnet. Für eine durchschnittliche Person sollte dies ausreichen, eine stetige und nachhaltige Gewichtsabnahme von etwa 230 g bis zu 900 g pro Woche zu erzielen, je nachdem, mit welchem Übergewicht Sie starten.

Sie müssen lediglich die für Sie passende Option auswählen. Ich empfehle Frauen, mit Option A zu beginnen, und Männern, mit Option B. Eine detailliertere Einschätzung des für Sie richtigen Kaloriendefizits finden Sie auf S. 57–58.

- **Option A:** Drei Mahlzeiten aus dem 30-Gramm-Plan pro Tag liefern 1500 bis 1800 Kalorien, 90 g Proteine und 30 g Ballaststoffe (und 30 plus verschiedene Arten von Pflanzenkost pro Woche).
- **Option B:** Drei Mahlzeiten plus ein Smoothie aus dem 30-Gramm-Plan pro Tag liefern 1800 bis 2200 Kalorien, 120 g Proteine und etwa 35 g Ballaststoffe (sowie 30 plus verschiedene Arten von Pflanzenkost pro Woche).

Wenn Sie genügend Proteine, Ballaststoffe und Pflanzenkost zu sich nehmen, fühlen Sie sich satt und zufrieden, sodass es beim 30-Gramm-Plan eigentlich nicht notwendig sein sollte, zwischen den Mahlzeiten zu essen. Da ich jedoch Ihren individuellen Lebensstil, Ihren Beruf, Ihre Körpermaße, Ihre Krankengeschichte, Ihre Bewegungsgewohnheiten usw. nicht kenne, habe ich in Kapitel 10 einige Ideen für schnelle Snacks zusammengestellt, die Sie einfach hinzufügen können, wenn sich Ihr Kalorienbedarf kurzfristig erhöhen sollte.

Passen Sie den Plan an Ihre Bedürfnisse an

Für die meisten Leserinnen und Leser dieses Buches wird der 30-Gramm-Plan ihren Bedürfnissen entsprechen. Wenn Sie – nach dem Lesen von Kapitel 1 – feststellen, dass Sie mehr Proteine benötigen (aufgrund eines sehr aktiven Berufs, Ihrer Statur oder erhöhter körperlicher Aktivität), passen Sie den Plan einfach an. Vergrößern Sie die Portionen oder ergänzen Sie die Mahlzeiten mit zusätzlichen Proteinzutaten (Ideen dazu finden Sie im Folgenden).

Einfache Möglichkeiten, einer Mahlzeit schnell Proteine hinzuzufügen

- Ein Messlöffel Proteinpulver in Smoothies oder in Porridge oder Chia-Pudding gemischt (20 g)
- Eine kleine gegarte Hähnchenbrust, zerkleinert und in die Suppe gerührt (30 g)
- 100 g Räucherlachs in einem Bagel oder Sandwich (23 g)
- 100 ml Eiklar (erhältlich in Tetrapaks in vielen Supermärkten) zu Omeletts und Frittatas hinzugefügt (11 g)
- Eine Handvoll Edamame, die zu Salaten, Suppen, Currys und Pfannengerichten hinzugefügt wird (11 g)

- 100 g Hüttenkäse, der auf Toast gestrichen oder in einen Smoothie gemischt wird (11 g)
- 100 g Seidentofu, der in einen Smoothie oder ein Dressing gemischt wird – völlig geschmacksneutral, versprochen! (8 g)

Es gibt viele Möglichkeiten, den 30-Gramm-Plan individuell für sich zu nutzen. Es ist offensichtlich, dass dieser Plan nicht statisch oder verbindlich ist – er ist flexibel gestaltet, sodass er sich an Ihre individuellen Ernährungsbedürfnisse anpassen lässt.

Die Umsetzung Schritt für Schritt

Beim 30-Gramm-Plan geht es darum, Ihnen das Leben und das Abnehmen einfacher zu machen. Wenn Ihnen also die Umsetzung aller Aspekte derzeit zu viel erscheint, teilen Sie ihn in kleinere Schritte auf. Dies ist kein Wettrennen, und ich möchte, dass Sie Ihr eigenes Tempo finden. Selbst kleine Veränderungen erzielen oft spürbare Ergebnisse. Fühlen Sie sich bitte nicht dazu verpflichtet, alles auf einmal umzusetzen.

Eine Möglichkeit, den Plan in Schritte aufzuteilen, besteht darin, zunächst nur das Frühstück nach dem 30-Gramm-Plan in Ihren Alltag zu integrieren und alles andere in Ihrer Ernährung unverändert zu lassen. Machen Sie das ein oder zwei Wochen lang (oder länger), bis Sie sich damit wohlfühlen und merken, dass Sie gut vorankommen. Dann fügen Sie nach und nach an einigen Tagen das Mittagessen hinzu. Das machen Sie Schritt für Schritt einfach so lange weiter, bis alle Teile des Plans integriert sind.

Flexibilität ist der Schlüssel

Es ist Flexibilität gefragt, wenn es darum geht, einen Ernährungsplan mit dem Berufs- und Familienleben zu vereinbaren. Passen Sie die Zutaten, Rezepte und Essenszeiten gerne an Ihr Budget, Ihren Geschmack und Ihre alltäglichen Verpflichtungen an. Die Rezepte, die ich in den 30-Gramm-Plan aufgenommen habe, sind sehr flexibel und lassen sich meist sehr leicht verändern und optimieren. Wenn Sie also eine Zutat nicht mögen, tauschen Sie diese einfach durch eine Alternative aus. Die entsprechenden Protein- und Ballaststoffgehalte sind ja überall angegeben.

Ersetzen Sie beispielsweise Tofu durch Tempeh, Huhn durch Fisch, Edamame durch Erbsen oder griechischen Joghurt durch Sojajoghurt. Wenn Sie weitere Ideen dazu brauchen, schauen Sie sich die Tabelle mit Proteinquellen und -mengen auf S. 31 an, die Sie inspirieren wird.

Die Wochen-Speisepläne

Die Wochen-Speisepläne in Kapitel 11 zeigen, wie eine Woche Ernährung nach dem 30-Gramm-Plan konkret für Sie aussehen könnte. Die Speisepläne sollen Ihnen das Leben erleichtern und Ihnen eine Struktur geben, an die Sie sich halten können. Ich habe sie so gestaltet, dass Sie möglichst wenig Zeit in der Küche verbringen und sich nicht ständig Gedanken darüber machen müssen, was Sie kochen sollen. Um den Aufwand beim Kochen zu reduzieren, wiederholen sich einige Gerichte, sodass Sie mehrmals pro Woche das Gleiche essen, was Sie zuvor zeitsparend in mehreren Portionen zubereitet haben. Sie dürfen diese wiederholten Gerichte gerne auch abändern und interessanter gestalten. Variieren Sie einfach die Toppings oder fügen Sie beim zweiten Mal zusätzliche Gemüse oder andere Beilagen hinzu.

Natürlich lässt sich der Wochen-Speiseplan auch ganz nach

Belieben umstellen, da Sie sich nicht an die darin festgelegten Tage halten müssen – nichts in diesem Plan ist in Stein gemeißelt.

Ich habe jeweils einen Wochen-Speiseplan für Flexitarier, Veganer und Vegetarier konzipiert. Nichts hindert Flexitarier daran, auch die beiden anderen Pläne zu verwenden, oder Vegetarier, den veganen Plan auszuprobieren. Und Veganer dürfen sich gerne von den beiden anderen Plänen inspirieren lassen, da sich diese Pläne mit ein paar einfachen Änderungen an ihre Bedürfnisse anpassen lassen.

Was Sie beim 30-Gramm-Plan erwartet

Veränderungen im Darm

Veränderungen in der Ernährung gehen fast immer mit Veränderungen in der Verdauung einher, insbesondere wenn die Protein- und Ballaststoffaufnahme erhöht wird. Ihre Darmbakterien werden mit mehr Ballaststoffen versorgt und deshalb sehr viel mehr Aktivität zeigen – was eine gute Sache ist (es sei denn, bei Ihnen wurde das Reizdarmsyndrom diagnostiziert; in diesem Fall sollten Sie keine Ernährungsumstellung ohne ärztliche Anleitung vornehmen). Seien Sie also nicht überrascht, wenn Sie mehr Blähungen und möglicherweise auch ein Völlegefühl und Veränderungen Ihrer Stuhlganggewohnheiten wahrnehmen – dies ist tatsächlich ein Zeichen dafür, dass Ihre Darmbakterien damit beschäftigt sind, all die neuen Ballaststoffe zu fermentieren, mit denen sie gefüttert werden. Diesen sich mitunter unangenehm anfühlenden Veränderungen begegnet man am besten, indem man sich nach Möglichkeit viel Zeit für die Mahlzeiten nimmt: Essen Sie langsam, kauen Sie gut und versuchen Sie, ohne Ablenkungen am Esstisch zu sitzen. Bewegung – selbst ein zehnminütiger Spaziergang – trägt ebenfalls dazu bei, die Verdauung zu fördern.

Wenn bei der Ernährungsumstellung anfangs Verdauungsbeschwerden auftreten, empfiehlt es sich, die Ballaststoffmenge ein wenig zu reduzieren, bis sich Ihre Darmflora daran gewöhnt hat. Eine Möglichkeit dazu wäre, zunächst nur eine Mahlzeit aus dem Plan in Ihren Tagesablauf zu integrieren und dann schrittweise weitere hinzuzufügen. Alternativ können Sie auch die Zutaten reduzieren, die Ihrer Meinung nach die Beschwerden auslösen könnten. Halbieren Sie beispielsweise die in einem Rezept angegebene Menge an Bohnen oder lassen Sie den Brokkoli als empfohlene Beilage weg.

Die erhöhte Ballaststoffaufnahme erfordert zudem eine erhöhte Flüssigkeitsaufnahme, damit alles reibungslos durch Ihren Darm transportiert wird. Achten Sie darauf, tagsüber ausreichend zu trinken. Tragen Sie immer eine mit Wasser gefüllte Flasche bei sich und aromatisieren Sie das Wasser nach Geschmack mit Minze, Gurke, frischem Ingwer, Zitrone und/oder Limette, damit es appetitlicher und leichter zu trinken ist.

Ein Wärmepad oder eine Wärmflasche auf dem Bauch wirkt bei Blähungen ebenfalls Wunder. Es unterstützt die Verdauung, indem es die Durchblutung im Bauch fördert. Und wenn alles andere fehlschlägt, probieren Sie notfalls auch sogenannte Verdauungsenzyme als Nahrungsergänzungsmittel aus, obwohl ich das eigentlich nicht empfehle. Verwenden sollten Sie diese tatsächlich nur gelegentlich.

Weitere nützliche Tipps:

- Probieren Sie wohlschmeckende Kräutertees. Fenchel-, Minz- und Löwenzahntees sind dabei besonders wohltuend für die Verdauung.
- Vermeiden Sie es, längere Zeit in engen, hochtaillierten Kleidungsstücken/Gürteln/Leggings zu sitzen, da dies hinderlich für die Verdauung ist.
- Eine Pfefferminzölkapsel, die möglichst 30 Minuten

vor einer Mahlzeit eingenommen wird (notfalls geht es auch danach, allerdings ist die Wirkung dann etwas geringer), soll auch gegen Blähungen helfen.

- Versuchen Sie, Ihre Mahlzeiten jeden Tag ungefähr zur gleichen Zeit einzunehmen, da dies die Verdauungsaktivität fördert. Und wenn es Ihr Zeitplan zulässt, versuchen Sie, zwischen dem Abendessen und dem Schlafengehen einen Abstand von zwei bis drei Stunden einzuhalten.

Sich satter fühlen

Es ist sehr wahrscheinlich, dass Sie mit dem 30-Gramm-Plan trotz geringerer Kalorienaufnahme effektiv »mehr« essen als davor. Insbesondere ballaststoffreiche Vollwertkost nimmt mehr Volumen ein und sättigt Sie möglicherweise schneller als industriell hoch verarbeitete Lebensmittel zuvor. Das ist zwar positiv, aber ich rate Ihnen, niemals über das Sättigungsgefühl hinaus zu essen. Egal wie gut es schmeckt. Mit anderen Worten: Sie müssen auch bei den Mahlzeiten des 30-Gramm-Plans den Teller nicht unbedingt leer essen. Bewahren Sie lieber die Reste für später und andere Mahlzeiten auf, das vermeidet nicht nur Lebensmittelverschwendung, sondern spart auch Zeit in der Küche.

Zeitsparende Tipps

- Auf Vorrat kochen bedeutet, die Mengen zu verdoppeln oder zu verdreifachen, damit Sie zusätzliche Portionen für weitere Mahlzeiten im Kühlschrank aufbewahren oder einfrieren können. Ich habe bewusst eine Reihe von Rezepten in den 30-Gramm-Plan aufgenommen, die sich gut dafür eignen.
- Sogenannte Schongarer, auch »Slow Cooker« oder »Crock Pots« genannt, sind eine hervorragende

Möglichkeit, Zeit zu sparen. Sie verbrauchen nur wenig Strom und holen durch das schonende Garen das Beste aus den Zutaten heraus. Sie eignen sich perfekt für Eintöpfe, Schmortöpfe und Currys – einfach die Zutaten hineingeben, abwarten und währenddessen den Topf ohne Ihr Zutun die Arbeit machen lassen.

- Meal Prepping bedeutet, die vorbereitenden Arbeiten zum Kochen gleich für mehrere oder alle Mahlzeiten einer Woche im Voraus zu erledigen. Es gibt zahlreiche Möglichkeiten, dies zu tun: vom einfachen Schälen und Schneiden von Gemüse im Voraus bis hin zur Zubereitung von Frühstückskomponenten für mehrere Tage. Das Symbol zeigt Ihnen an, welche Rezepte sich für Meal Prepping oder das Kochen auf Vorrat eignen.
- Wenn es Ihnen schlicht an Zeit fehlt und Ihr Budget es zulässt, sind vorgekochte Fertigmahlzeiten und abgepackte Salate ebenso eine Möglichkeit. Dies ist ein passendes Beispiel dafür, dass auch verarbeitete Lebensmittel manchmal eine gute Idee sind.

Was zu tun ist

Planung ist Ihr Power-Tool:

- Wählen Sie aus den Optionen A oder B auf S. 70 aus, welches Kalorienbudget zu Ihrem Kalorienbedarf passt.
- Tragen Sie in Ihrem Kalender ein Startdatum für den 30-Gramm-Plan ein.
- Notieren Sie sich, welche Mahlzeiten aus dem 30-Gramm-Plan Sie an welchem Tag essen möchten (oder befolgen Sie einfacherweise einen der Wochen-Speisepläne auf S. 263–269). Sie können zunächst auch nur mit dem Frühstück beginnen, falls Ihnen das für den Anfang leichter fällt.
- Nehmen Sie sich ausreichend Zeit für den Einkauf der

zu Ihren Menüs passenden Lebensmittel zur Umsetzung des Plans.

- Planen Sie vor Ihrem Starttermin ein paar Stunden zur Vorbereitung einiger Gerichte ein oder um etwas auf Vorrat zuzubereiten – die »Overnight-Oats mit Zitronen-Cheesecake-Joghurt« von S. 114, das »Haselnuss-Schokoladen-Granola« von S. 144 oder das »Rote-Linsen-Kokos-Dal« auf S. 209 sind gute Optionen für den Anfang.

KAPITEL 4

Unterstützende Maßnahmen

Der 30-Gramm-Plan zielt ausschließlich auf Ihre Ernährung ab. Sie sollen sich hinterher wieder schlank, gesund und leistungsfähiger fühlen und werden so hoffentlich auch länger leben. Es gibt aber neben der Ernährung noch viele andere Dinge, die Ihnen dabei helfen, Ihre Gesundheit und Ihr Idealgewicht zu erhalten und Ihre Lebenserwartung zu verlängern.

Werden Sie aktiv

Laut der Weltgesundheitsorganisation (WHO) senkt eine halbe Stunde körperliche Aktivität pro Tag die vorzeitige Sterblichkeitsrate um etwa 20 Prozent. Tatsächlich gehört laut WHO ein inaktiver Lebensstil zu den zehn häufigsten Todesursachen. Werfen Sie einen Blick auf die folgenden Möglichkeiten, wieder aktiver zu werden.

Krafttraining

Der Aufbau von Muskeln ist in jedem Lebensalter notwendig, aber nach dem 35. Lebensjahr wird er noch wichtiger. Muskeln dienen nicht nur dazu, gut auszusehen: Sie verleihen Stärke und Kraft, was vielen ein unabhängiges Leben bis ins hohe Alter ermöglicht, und tragen außerdem zur Gesundheit von Herz, Knochen und Gelenken bei. Außerdem erhöhen Muskeln die Insulinempfindlichkeit (was gut ist!), da sie wie ein Schwamm für Glukose wirken und eine wichtige Rolle im Stoffwechsel spielen. Kurz gesagt: Muskeln sind weit mehr als nur ein ästhetischer Faktor.

Allgemein anerkannte Richtlinien empfehlen zwei Krafttrainingseinheiten pro Woche – zusätzlich zu 150 Minuten moderater körperlicher Aktivität oder 75 Minuten intensiver körperlicher Aktivität. Krafttraining gibt es in vielen Formen. Sie können dazu Ihr eigenes Körpergewicht und auch Expander sowie die ähnlich funktionierenden Widerstandsbänder nutzen oder ganz klassisch mit freien Gewichten, wie Hanteln und Langhanteln, oder mit den Geräten trainieren, die Sie in einem Fitnessstudio finden.

Die Empfehlung lautet, ausreichend schwere Gewichte zu heben, die Ihre Muskeln tatsächlich fordern, dabei aber auf eine gute Körperhaltung zu achten. Im Internet finden Sie eine Fülle ausgezeichneter (und kostenloser) Anleitungsvideos zum Krafttraining und sogar detaillierte Trainingsprogramme. Wenn Sie Mitglied in einem Fitnessstudio sind, bitten Sie einen Personal Trainer, Ihnen die entsprechenden Geräte zu erklären und ein Trainingsprogramm für Sie zusammenzustellen, das Sie mindestens acht Wochen lang befolgen sollten. Danach können Sie es dann abändern, um es anspruchsvoller zu gestalten. Sie müssen aber nicht jedes Mal ein anderes Krafttraining absolvieren. Wenn Sie acht bis zwölf Wochen lang eine festgelegte Routine mit den gleichen Techniken befolgen, können Sie Ihren Fortschritt besser verfolgen, Ihren Kraftzuwachs überwachen und sich selbst immer wieder zu einem neuen Ziel herausfordern (in Bezug auf Geschwindigkeit, Gewicht und Wiederholungen). Sie müssen nicht bei jedem Training das Rad neu erfinden.

Hochintensives Intervalltraining

Das hochintensive Intervalltraining (HIIT) besteht aus kurzen, intensiven Trainingseinheiten, bei denen Sie sich alles abfordern, nur unterbrochen von kurzen Ruhephasen. Ganz ähnlich wie beim Zirkeltraining, das Ihnen vielleicht noch aus dem Sportunterricht in der Schulzeit ein Begriff ist.

Wenn Sie Ihre Herzfrequenz intervallmäßig und unterbrochen von kurzen Ruhepausen in einen Bereich pushen, der Sie leistungsmäßig an Ihre Grenzen bringt, verbrauchen Sie in kürzerer Zeit mehr Kalorien als bei anderen Trainingsarten. Das ist für diejenigen mit einem vollen Terminkalender sehr interessant. Es gilt auch als besonders effektiv bei der Reduzierung von viszeralem Fett, dem Bauchfett, das sich um Ihre inneren Organe herum befindet. Diese Art von ungesundem Körperfett wirkt entzündungsfördernd und wird mit einigen chronischen Erkrankungen in Verbindung gebracht.

In letzter Zeit steht das hochintensive Intervalltraining oft in der Kritik, da es angeblich hohe Cortisolwerte verursacht. Einige Fitness-Influencer raten deshalb von diesen hochintensiven Übungen ab. Der erhöhte Cortisolspiegel führe dazu, dass man eher an Fett zulege, anstatt abzunehmen. Genau das passiert, wenn jemand nur einen kleinen Teil eines komplexen Zusammenhangs aufgreift und daraus zu Unrecht weitreichende Schlussfolgerungen ableitet.

Es stimmt zwar, dass ein chronisch erhöhter Cortisolspiegel eine Rolle bei der Körperfettbildung spielt (etwa bei einem erhöhten Anteil an viszeralem Fett) und bei manchen den Appetit steigert, aber kurzzeitige Veränderungen des Cortisolspiegels durch Sport und Training sind kein Grund zur Sorge. Entscheidend dabei ist, dass Sie die Trainingseinheiten kurz gestalten (ein paar 15-minütige Einheiten pro Woche reichen aus) und sich Erholungszeiten gönnen. Zuvor ausreichend zu essen versorgt Sie mit der für das Training benötigten Energie. Außerdem sollten Sie Wege finden, wie

Sie mit zusätzlichem Alltagsstress umgehen (darauf gehe ich später noch ein).

Nichtaktivitätsbedingte Thermogenese

Drei- bis viermal pro Woche ins Fitnessstudio zu gehen ist großartig, aber das entspricht nur drei bis vier von insgesamt 84 möglichen Stunden, in denen Sie tagsüber aktiv sein können. Was machen Sie in der restlichen Zeit? Auch bewegen! Die sogenannte nichtaktivitätsbedingte Thermogenese (NEAT = Non-Exercise Activity Thermogenesis) umfasst alle nichtsportlichen Aktivitäten, die natürlich auch Kalorien benötigen. Mit dem Hund spazieren gehen, staubsaugen, im Garten arbeiten oder Treppen hoch- und runterlaufen, das sind alles Beispiele für NEAT. Empfehlenswert sind für diese Art der Aktivität etwa 7000 bis 10 000 Schritte pro Tag (siehe nächster Abschnitt). Dazu gehört etwa auch, mit dem Fahrrad zur Arbeit zu fahren, Treppen zu steigen, anstatt Aufzug zu fahren, ein paar Haltestellen früher aus dem Bus auszusteigen und am entfernteren Ende des Supermarktparkplatzes zu parken – alles, was Sie in Bewegung hält.

Schritte zählen

Ich bin ein großer Fan von Krafttraining, aber es wird einen Lebensstil, der von häufigem Sitzen geprägt ist, nicht ausgleichen können. Untersuchungen zeigen einen Zusammenhang zwischen der Schrittzahl (einem groben Maß für die nichtsportliche Aktivität) und einer Verringerung der Gesamtsterblichkeit und Herz-Kreislauf-Erkrankungen.

Die meisten Vorteile zeigen sich bei 7000 bis 10 000 Schritten täglich. Mehr Schritte bieten zusätzliche Vorteile, die dann aber nicht mehr so stark ins Gewicht fallen. Wenn Sie jedoch mehr leisten möchten (und dazu in der Lage sind), werde ich Sie sicherlich nicht davon abhalten.

- Selbst eine moderate Steigerung der Schrittzahl senkt das Sterberisiko erheblich, wobei die schützende Wirkung bereits bei etwa 3000 Schritten pro Tag einsetzt.
- Die optimale Anzahl von Schritten pro Tag zur Senkung des Sterberisikos liegt zwischen 7000 und 9000.
- Wenn Sie weniger als 7000 Schritte pro Tag gehen, versuchen Sie, sich langsam zu steigern. Eine zusätzliche Steigerung um 1000 Schritte ist mit einer Verringerung des Risikos der Gesamtsterblichkeit um neun Prozent verbunden, was darauf hindeutet, dass selbst eine geringe Steigerung der körperlichen Aktivität und Bewegung positive Auswirkungen auf Ihre Gesundheit hat.
- Wenn Sie einen zeitbasierten Ansatz bevorzugen, erzielen Sie mit 150 bis 300 Minuten moderater oder 75 bis 150 Minuten intensiver körperlicher Aktivität (oder einer entsprechenden Kombination aus beidem) pro Woche nahezu maximale gesundheitliche Vorteile.

Stressbewältigung

Sie wissen wahrscheinlich bereits, wie schädlich Stress für die Gesundheit ist. Darüber wurde schließlich an vielen anderen Stellen ausführlich berichtet. Da fast alle von uns jeden Tag nahezu unvermeidlich Stress ausgesetzt sind, ist es meiner Meinung nach wichtig, Methoden zur Stressbewältigung zu kennen. Ich habe hier im Folgenden einen einfachen Handlungsleitfaden zusammengestellt, den Sie bei Stress nutzen können. Es ist unrealistisch, zu glauben, dass Stress sich vollständig aus Ihrem Leben verbannen lässt, aber Sie sollten lernen, mit einigen einfachen Techniken besser damit umzugehen:

Wie Sie Stress reduzieren

Gehen Sie nach draußen	Spazierengehen (idealerweise in der Natur oder in einem Park) ist unglaublich erholsam.
Atemübungen	Probieren Sie dies ein paar Mal am Tag aus oder etwa, wenn Sie spüren, dass sich Ihre Schultern bei Stress zusammenziehen. Atmen Sie 3 Sekunden lang ein, halten Sie den Atem 4 Sekunden lang an und atmen Sie 5 Sekunden lang aus. Der Trick dabei ist, länger auszuatmen als einzuatmen.
Bewegung	Von Tanzen über Schwimmen bis hin zu Pilates und CrossFit – tun Sie, was Ihnen Spaß macht, alles zählt.
Schlafen Sie intelligenter	Um es zu schaffen, tatsächlich 7 bis 9 Stunden zu schlafen, müssen Sie auf jeden Fall mindestens 7 bis 9 Stunden im Bett verbringen. Gehen Sie also frühzeitig schlafen.
Schalten Sie die Technik aus	Versuchen Sie, die Zeit, die Sie mit Scrollen auf Ihrem Smartphone verbringen, zu minimieren, und wählen Sie die Inhalte so aus, dass Sie eher lustigen und/oder lehrreichen Accounts folgen.
Sagen Sie öfter Nein	Hören Sie auf, sich zu verzetteln und Dinge zu tun, die Ihnen keinen Spaß machen. Freizeit ist knapp, verbringen Sie diese nicht mit Dingen, die Sie nicht mögen.
Nehmen Sie sich Zeit für sich selbst	Ob Sie nun einem Hobby nachgehen oder ein Bad nehmen – etwas Zeit für sich allein (auch wenn es nur 10 Minuten sind) ist wichtig zur Entspannung.

Sprechen Sie mit Freunden, denen Sie vertrauen	Ob in der Therapie oder mit Freunden – wenn Sie sich aussprechen und mitteilen, was Sie beschäftigt, wird das oft eine Erleichterung sein.
Verwenden Sie Alkohol nicht als Krücke	Alkohol ist kein guter Weg zum Stressabbau. Er beeinträchtigt den Schlaf, bringt Ihr Mikrobiom durcheinander, steigert Ihr Verlangen nach ungesunden Lebensmitteln und macht Sie unter Umständen auch depressiv.

Überprüfen Sie Ihre Denkmuster

Wenn es darum geht, neue Gewohnheiten erfolgreich umzusetzen, ist es sinnvoll, gewohnte Denkmuster zu hinterfragen. Ich stelle mir lieb gewonnene Gewohnheiten gerne wie einen alten Pyjama vor: abgetragen und bequem, etwas, mit dem man schon lange lebt. Da wären zum Beispiel das abendliche Glas Wein zum Essen, das stundenlange Anschauen von Serien am Abend oder der Start in den Tag mit einem Croissant und Marmelade. Mit alten Gewohnheiten zu brechen kann etwas unangenehm sein, da sich neue Gewohnheiten anfangs oft etwas sperrig und unpassend anfühlen.

Es ist wichtig, zu akzeptieren, dass es harte Arbeit ist, etwas Neues zu beginnen, aber Sie sollten stets verinnerlichen, dass sich die Vorteile lohnen. Sie müssen nicht jede Minute Ihrer neuen Gewohnheit lieben, und Sie sollten nicht erwarten, dass Sie ständig motiviert sind, Mahlzeiten im Voraus zuzubereiten, oder dass Sie sich plötzlich in Sport verlieben. Es ist aber förderlich, einen neuen Lebensstil mit einem positiven Denkmuster immer wieder neu zu definieren und an der Umsetzung zu arbeiten, anstatt dagegen anzukämpfen. Geben Sie dem eine positive Wendung, indem Sie sich beispielsweise sagen: »Ich mache dies zu meinem eigenen Wohl und es ist ein großes Privileg, etwas aktiv zu meiner Gesundheit beitragen zu dürfen.« Damit erinnern Sie sich daran, dass Sie dies für Ihr eigenes zukünftiges Ich machen und für niemanden sonst. Dazu gehört auch, sich nicht von negativen Denkmustern überlisten zu lassen: »Ich habe eben eine Vorliebe für Süßes«, »Ich bin süchtig nach Zucker«, »Ich hasse Sport« und so weiter. Sagen Sie sich stattdessen lieber: »Ich werde niemals ein Modellathlet sein, aber ich fühle mich nach dem Training gut, und es tut meinem Herzen gut.«

Selbstmitgefühl ist entscheidend. Sich einer Veränderung wegen selbst zu hassen, das funktioniert kaum und fühlt sich ganz sicher nicht gut an. Sprechen Sie mit sich selbst wie mit anderen: Seien Sie Ihr eigener Cheerleader und akzeptieren Sie von Anfang an, dass Sie immer wieder vom Weg abkommen werden. Das macht Sie nicht faul, nutzlos oder willensschwach: Es macht Sie menschlich. Die Lösung besteht darin, sich jedes Mal wieder aufzurappeln und auf den richtigen Weg zurückzufinden. Das Führen eines Tagebuchs (sich Notizen über Gefühle machen und jeden Tag aufschreiben, was gut gelaufen ist und was es zu verbessern gibt) kann unterstützend wirken. Kaufen Sie ein Notizbuch und legen Sie es neben Ihr Bett. Machen Sie das Schreiben darin zur letzten Handlung des Tages.

An Tagen, an denen Sie aufgeben möchten, erinnern Sie sich einfach daran, dass überhaupt etwas zu tun – egal wie wenig – immer noch besser ist, als nichts zu tun. 4000 Schritte sind besser, als auf dem Sofa zu sitzen und gar nichts zu tun. Ein Frühstück mit 20 g Proteinen ist besser als ein Croissant mit Marmelade. Und ein Wochenende mit ausschweifender Völlerei macht die fünf Tage davor nicht zunichte, an denen Sie bei jeder Mahlzeit auf eine ausgewogene Ernährung mit ausreichend Proteinen, Ballaststoffen und pflanzlichen Lebensmitteln geachtet haben.

Eine zu perfektionistische Einstellung steht Veränderungen oft im Weg. Wie oft haben Sie schon gedacht: »Es stehen zwei große Partys an, die nehme ich noch mit, also werde ich mit diesem oder jenem eben erst später anfangen.« Oder: »Meine gesunde Ernährung starte ich nach Weihnachten/meinem Urlaub/meinem Jubiläum/dem Wochenende/am Montag« – und dann ist, bevor Sie sich's versehen, der Moment plötzlich vorbei. Das Wichtigste ist: Es kommt darauf an, dass Sie sich überwinden, überhaupt etwas zu tun. Vergessen Sie Perfektion – die gibt es nicht: Unvollkommen umgesetzte Maßnahmen sind viel realistischer, und sie führen trotzdem zu Ergebnissen, glauben Sie mir.

Manchmal ist es gut, dabei einem Plan zu folgen (genau wie auf S. 58 in Bezug auf Kalorien besprochen) oder einer Liste mit unverzichtbaren, nicht verhandelbaren Punkten, damit Sie Ihre Ziele auch an den Tagen nicht aus den Augen verlieren, an denen das Leben besonders schwer ist, die Kinder krank sind oder die Arbeit Ihnen besonders viel abverlangt. Achten Sie an solchen Tagen einfach darauf, die wenige zur Verfügung stehende Zeit wirklich optimal zu nutzen.

Ihre unverzichtbaren, nicht verhandelbaren Maßnahmen könnten etwa so aussehen:

Nicht verhandelbar

	Nicht verhandelbar	Optimal
Anzahl der Schritte	6000	10 000
Anzahl der Trainingseinheiten	2-mal pro Woche	4-mal pro Woche
30 g Proteine pro Mahlzeit	Frühstück	Jede Mahlzeit
Tagebuch führen	Mo, Mi, Fr	Jeden Abend
Alkoholfreie Tage pro Woche	4	7
Kaloriendefizit	1800	1600

Was zu tun ist

- Erstellen Sie anhand der obigen Tabelle Ihre eigene Liste mit nicht verhandelbaren, unverzichtbaren Punkten.
- Schaffen Sie sich einen Fitness-Tracker an oder nutzen Sie eine kostenlose Fitness-App, die Ihre täglichen Schritte zählt.
- Schlaf ist Ihre Superkraft: Tun Sie alles dafür, 7 bis 9 Stunden pro Nacht gut zu schlafen.
- Erstellen Sie einen realistischen Trainingsplan und tragen Sie jedes Training in Ihren Kalender ein: Behandeln Sie diese Zeiten wie wichtige Arbeitstermine, die nicht verschoben werden dürfen.
- Werden Sie Ihr eigener Cheerleader: Erinnern Sie sich täglich daran, dass selbst unmöglich erscheinende Dinge möglich sind!

KAPITEL 5

Tipps zur Umsetzung des 30-Gramm-Plans

Was ist mit Snacks zwischendurch?

Die Rezepte sollten ausreichen, um Sie auch zwischen den Mahlzeiten satt zu halten. Wenn Sie jedoch, wie in Kapitel 2 beschrieben, darüber hinaus zusätzliche Kalorien benötigen, finden Sie in Kapitel 10 einige schnelle und einfache protein- und ballaststoffreiche Snacks für das kleine Extra zwischendurch.

Wie setze ich die Wochen-Speisepläne um, wenn ich eine Familie zu versorgen habe?

Viele der Rezepte sind für vier Personen ausgelegt. Wenn die Portionsgröße für zwei Personen angegeben ist, dürfen Sie die Mengen natürlich einfach verdoppeln oder verdreifachen, wenn es mehrere Personen zu versorgen gilt oder Sie zusätzliche Portionen für spätere Mahlzeiten aufbewahren möchten. Viele dieser Gerichte lassen sich auch gut einfrieren.

Haben Sie Tipps für Leute mit kleinem Budget?

Sie müssen kein Vermögen für Zutaten ausgeben; es gibt viele Möglichkeiten, Kosten zu sparen:

- Discounter sind sehr gut sortiert und oft deutlich günstiger als gewöhnliche Supermärkte. Viele verkaufen beispielsweise griechischen Joghurt in Kilobechern zu einem Bruchteil des Preises anderer Supermärkte. Dort finden Sie auch große Packungen mit Nüssen und Samen, die sich gut einfrieren lassen, bis Sie diese benötigen.
- Getrocknete Gewürze und Kräuter sind hervorragend geeignet, Ihren Mahlzeiten viel Geschmack und gleichzeitig Polyphenole hinzuzufügen (siehe dazu auch S. 45). Sie sind praktisch ewig haltbar und sehr ergiebig.
- Sie können frische Kräuter auf der Fensterbank oder in Ihrem Garten in Töpfen oder Pflanzkübeln auch selbst anbauen. Viele Kräuter, wie etwa Schnittlauch, Minze und Petersilie, wachsen ständig nach, wenn Sie diese abschneiden und verwenden, sodass der Vorrat nahezu unendlich ist.
- Das Einfrieren von Brot vermeidet Verschwendung und erhöht zudem seinen Ballaststoffgehalt (erinnern Sie sich an das Thema »Resistente Stärke« auf S. 37?), sodass Sie doppelt davon profitieren.
- Gefrorenes Obst und Gemüse ist in der Regel günstiger als frisches, verdirbt nicht und weist oft einen höheren Nährstoffgehalt auf, da die Vitamine lange Zeit erhalten bleiben.
- Bohnen in Dosen sind schon für ein paar Cent zu bekommen. Sie sind bereits gekocht, was Zeit einspart, und da sie schon eingeweicht sind, sind sie meist auch leichter verdaulich.
- Wenn Sie frisches Obst und Gemüse haben, aber keine Zeit finden, es zu essen, sollten Sie es – zur späteren Verwendung in Smoothies, Suppen, Eintöpfen und Currys – abwaschen, schneiden und einfrieren.

Wie halte ich den 30-Gramm-Plan ein, wenn ich auswärts oder in Restaurants esse?

Ich empfehle, zunächst einen Salat als Vorspeise zu wählen, da Sie so auf einen Schlag viel unterschiedliche Pflanzenkost zu sich nehmen. Suchen Sie sich dann als Hauptgericht ein proteinreiches Lebensmittel aus, das Ihnen schmeckt. Das kann Fleisch, Fisch oder eine pflanzliche Alternative wie Tofu sein. Unabhängig davon, ob ein Gericht Gemüse beinhaltet oder nicht, bestelle ich in der Regel ein paar Gemüsebeilagen zusätzlich. Die steigern meine Ballaststoffaufnahme und die Vielfalt der Pflanzenkost. Sie können für eine größere Auswahl auch verschiedene Mahlzeiten mit anderen am Tisch teilen. Wenn Sie sich mit vegetarischen oder veganen Gerichten mit protein- und ballaststoffreichen pflanzlichen Zutaten satt essen, ist die Wahrscheinlichkeit viel geringer, dass Sie zu viele Kalorien zu sich nehmen.

Mir fällt auf, dass einige industriell verarbeitete Lebensmittel wie etwa Bagels im Speiseplan stehen – ich dachte, diese sollten vermieden werden?

Nicht alle industriell verarbeiteten Lebensmittel sind gleich – es gibt einen großen Unterschied zwischen minimal verarbeiteten und hoch verarbeiteten Lebensmitteln. Laut einer groß angelegten Studie aus dem Jahr 2024 werden hoch verarbeitete Lebensmittel (wenig überraschend) mit vielen gesundheitlichen Problemen in Verbindung gebracht. Zu den in der Studie genannten Lebensmitteln gehörten zuckerhaltige Getränke, viele Fertiggerichte, verarbeitetes Fleisch und Fast Food, die oft kalorienreich und reich an Salz, gesättigten Fetten und zugesetzten Zuckern sind. Verarbeitete Lebensmittel wie Joghurt, Vollkornbrot, Popcorn und Vollkorncerealien hingegen gelten als gesundheitsfördernd, da sie Ballaststoffe, Proteine und Mikronährstoffe enthalten und manchmal mit zusätzlichen Vitaminen angereichert sind. Ich verwende in meinem 30-Gramm-Plan auch schon mal verarbeitete Lebensmittel wie etwa Beutel mit vorgekochtem Reis und fertige Vollkorn-Wraps, um Zeit einzusparen. Aber Sie können den Reis natürlich genauso gut in der Vollkornvariante selbst kochen oder Ihre eigenen Wraps zubereiten (ein einfaches Rezept finden Sie auf S. 253).

Was ist mit Lektinen, Oxalaten und Phytinsäure – ich habe gehört, sie seien Antinährstoffe?

Lektine, Oxalate und Phytinsäure – alles Verbindungen, die in Pflanzen vorkommen – werden in den sozialen Medien von überzeugten Fleischessern manchmal als »Antinährstoffe« verteufelt, da sie angeblich die Aufnahme bestimmter Nährstoffe, wie etwa Kalzium, verringern. Lebensmittel, die diese Verbindungen enthalten, wie Hülsenfrüchte, Blattgemüse, Nüsse und Getreide, sind reich an Vitaminen, Mineralstoffen, Ballaststoffen und Polyphenolen – deren Vorteile die negativen Auswirkungen der Spuren von Lektinen, die darin enthalten sind, bei Weitem übersteigen. Bereits durch das einfache Zubereiten und Kochen von solchen Lebensmitteln werden diese Inhaltsstoffe erheblich reduziert. Es wird deshalb beispielsweise davon abgeraten, rohe Bohnen zu essen – Bohnen aus der Dose sind bereits gekocht, sodass Sie sich darum keine Gedanken machen müssen. Weitere Tipps finden Sie im Folgenden:

- Der Gehalt von Lektinen und Phytinsäure in Bohnen, Nüssen und Hülsenfrüchten wird durch Einweichen, Kochen, Erhitzen und Fermentieren reduziert (Top-Tipp: Wählen Sie Dosenvarianten, die bereits gekocht und somit auch eingeweicht wurden).
- Oxalate – die in Spinat, Mangold und Rhabarber enthalten sind – werden durch Wässern, Dämpfen oder

leichtes Kochen reduziert (Top-Tipp: Wählen Sie Baby-Blatt-Sorten, die weniger Oxalate enthalten).

Muss ich meine Essenszeiten nach der Proteinaufnahme ausrichten?

Sofern Sie kein Profisportler sind, müssen Sie das nicht. Die täglich konsumierte Gesamtmenge an Proteinen ist wichtiger als der Zeitpunkt der Proteinaufnahme. Leistungssportler dagegen verzehren Proteine gern direkt nach dem Training. Damit nutzen sie vermeintlich das sogenannte »anabole Fenster« für den Muskelaufbau. Tatsächlich deuten aktuelle Forschungsergebnisse darauf hin, dass die Muskeln noch bis zu 24 Stunden nach dem Training in einem anabolen (das bedeutet muskelaufbauenden) Zustand bleiben, anstatt wie oft angenommen nur 30 bis 60 Minuten. Sie müssen sich also keine Gedanken über den Zeitpunkt proteinreicher Mahlzeiten machen. Wenn es Ihnen jedoch vorrangig um den Muskelaufbau geht, empfehle ich, relativ kurz nach dem Training (auf jeden Fall innerhalb von drei Stunden) eine proteinreiche Mahlzeit zu sich zu nehmen und dazu den Tag immer mit 30 g Proteinen zu beginnen und auch zu beenden – also zum Frühstück und zum Abendessen.

Muss ich zur Erhaltung meiner Darmgesundheit Probiotika einnehmen?

Probiotische Nahrungsergänzungsmittel sind lebende Bakterien, denen oft ziemlich spektakuläre Wirkungen zugeschrieben werden, wie etwa Gewichtsverlust, schönere Haut oder weniger ausgeprägte Wechseljahresbeschwerden, manche behaupten sogar, sie könnten Depressionen heilen. Die Datenlage dazu ist jedoch unzureichend, und einiges weist darauf hin, dass die Einnahme von Probiotika bei normal funktionierendem Darm kaum oder gar keine Vorteile bringt.

Es gibt jedoch einige wenige Fälle, in denen Probiotika empfehlenswert sind.

- Ein Multi-Stamm-Probiotikum (das den Bakterienstamm *Lactobacillus reuteri* enthält) soll bei einer Einnahmedauer von acht Wochen oder länger die Symptome eines Reizdarmsyndroms lindern.
- *Saccharomyces boulardii* ist ein Bakterienstamm, der mit positiven Effekten nach einer Antibiotikabehandlung in Verbindung gebracht wird.

Konzentrieren Sie sich in puncto Darmgesundheit also lieber darauf, mehr Ballaststoffe und vielfältige Pflanzenkost in Ihre Ernährung einzubauen, was eine bewährte (und viel kostengünstigere) Methode ist, diese sicherzustellen.

Was ist mit Ballaststoffpräparaten?

Ich empfehle immer, Ballaststoffe möglichst direkt aus Pflanzenkost zu beziehen, damit Sie auch alle damit verbundenen Vitamine, Mineralien und anderen Nährstoffe aufnehmen. Für eine zusätzliche Unterstützung bei der Ballaststoffaufnahme können Sie aber auch Nahrungsergänzungsmittel verwenden, die – in etwas Wasser eingerührt – pro Portion etwa 5 bis 10 g Ballaststoffe liefern. Fragen Sie dazu immer zuerst Ihren Hausarzt und trinken Sie auf jeden Fall nebenher viel Flüssigkeit, falls Sie grünes Licht für die Einnahme solcher Präparate erhalten.

KAPITEL 6

Ihre Grundausstattung für den 30-Gramm-Plan

Ich möchte, dass sich der 30-Gramm-Plan so einfach, effizient und kostengünstig wie möglich in Ihr Leben integrieren lässt. Möglicherweise ist in Ihrer Küche, ohne dass Sie es wissen, auch bereits vieles für die ausgewogene Ernährung mit Proteinen, Ballaststoffen und Pflanzenkost vorhanden. Im Folgenden finden Sie eine Liste mit Dingen, die Sie in Ihrer Küche benötigen, um den 30-Gramm-Plan ganz einfach umsetzen zu können. Viele der hier genannten Zutaten finden sich im Rezeptteil dieses Buches wieder, aber Sie müssen natürlich nicht alles auf einmal besorgen. Sehen Sie sich die Liste an, haken Sie die Zutaten ab, die Sie bereits vorrätig haben, und schreiben Sie sich für Ihren wöchentlichen Einkauf zunächst nur all jene auf, die Ihnen am interessantesten erscheinen oder am meisten zusagen.

Tiefgekühltes Obst und Gemüse

- Tiefgekühlte Erbsen, Edamame, Mais, gemischte Paprika, Rosenkohl, Karotten, Saubohnen, Pilze, Blumenkohl, grüne Bohnen, Brokkoli und Spinat eignen sich hervorragend für Currys, Eintöpfe, Pfannengerichte, Aufläufe und Dals (ein leckeres indisches Gericht mit Gemüse und Hülsenfrüchten). In vielen Supermärkten, die italienische Produkte führen, gibt es Soffritto, eine Mischung aus fein gehackten rohen Zwiebeln, Karotten und Sellerie als Gemüsebasis, die sich angebraten perfekt als Grundlage für Suppen und Saucen eignet.

- Tiefgekühlte Kirschen, gemischte Beeren, Mangos, Pfirsiche, Ananas und Nektarinen sind reich an Polyphenolen und schmecken hervorragend in Smoothies und Shakes oder auf warmem Porridge (sie tauen sehr schnell auf).
- Tiefgekühlte vorgehackte Zwiebeln, Lauch, Knoblauch, Ingwer und Kräuter sparen Zeit und Mühe.

Dosen und Gläser

- Tomaten aus der Dose enthalten mehr Lycopin (ein Polyphenol, siehe S. 45) als frische Tomaten und sind eine ideale Grundlage für Pasta- und Bolognese-Saucen.
- Tomatenmark ist ein Konzentrat aus Tomaten und eignet sich hervorragend dazu, Gerichten mehr Geschmack zu verleihen.
- Mit Bohnen aus der Dose fügen Sie einem Gericht schnell Ballaststoffe hinzu. Bereits vorgekocht und in Wasser eingeweicht sind sie auch viel leichter verdaulich als getrocknete Bohnen. Falls Sie nach dem Verzehr von Hülsenfrüchten Blähungen bekommen, spülen Sie diese vor dem Kochen gründlich ab. Das reduziert die Verbindungen, die Blähungen verursachen.
- Fisch aus der Dose ist eine günstige und bequeme Möglichkeit, Proteine und gesunde Omega-3-Fettsäuren in Ihre Ernährung aufzunehmen. Besorgen Sie sich Sardinen, Makrelen, Lachs und Thunfisch im eigenen Saft oder in Olivenöl.

- Bohnen aus dem Glas sind in Bezug auf Qualität und Geschmack in der Regel weitaus besser als Bohnen aus der Dose, aber sie sind auch teurer.
- Gläser mit roten Paprikaschoten sind eine einfache Möglichkeit, Ihren Mahlzeiten mehr Farbe und Geschmack zu verleihen. Sie eignen sich auch als Grundlage für einige Dressings und Saucen.

Getreide und Hülsenfrüchte

- Bereits vorgegarte Varianten von Reis, Quinoa und Freekeh im Beutel sparen viel Zeit. Meistens enthalten sie lediglich das gekochte Getreide und etwas Olivenöl.
- Haferflocken kommen in meinen Rezepten häufig vor, da sie günstig und leicht erhältlich sowie ein hervorragender Lieferant für cholesterinsenkende Beta-Glucane (eine Art Ballaststoffe) sind. Bevorzugen Sie Groß- oder Kleinblatt-Flocken, die langsamer verdaut werden und sättigender sind als die zarten Schmelzflocken. Für zusätzlichen Schwung sorgt auch Haferkleie (in Supermärkten und Reformhäusern erhältlich), die aus den äußeren Schichten des Haferkorns gewonnen wird und bis zu dreimal mehr Ballaststoffe bietet als normale Haferflocken.
- Gersten- und Roggenflocken sind eine gute Alternative zu Haferflocken. Sie sind reich an Ballaststoffen (insbesondere löslichen) und entfalten einen reichhaltigen, nussigen Geschmack. Sie sind etwas dichter als Haferflocken, sodass sie möglicherweise etwas länger gekocht werden müssen.
- Buchweizen, Quinoa-Flocken, Amaranth, Hirse und Teff (Zwerghirse) sind gute Getreidealternativen für alle, die Gluten vermeiden müssen.

Brot, Wraps, Cracker und Bagels

- Es ist sinnvoll und praktisch, geschnittene Brotprodukte im Gefrierschrank vorrätig zu halten. Hinzu kommt, dass Sie beim Erhitzen/Backen von gefrorenem Brot zusätzliche Ballaststoffe aus der resistenten Stärke erhalten. Auf S. 249–255 finden Sie Rezepte für selbst gebackenes Brot, falls Sie die Zeit und Lust zum Backen finden. Bevorzugen Sie ansonsten ballaststoffreiches Sauerteigbrot mit Samen, Brot aus gekeimten Samen, wie etwa Hesekiel-Brot, und Roggenbrot, wenn Ihr Budget es zulässt, da diese gut für die Darmgesundheit sind.
- Viele im Laden gekaufte Wraps sind industriell hoch verarbeitet und lange haltbar. Es gibt darunter aber auch zahlreiche empfehlenswerte Angebote. Je weniger Zutaten auf dem Etikett vermerkt sind, desto besser. Idealerweise enthalten Wraps nur Mehl, Wasser, natives Olivenöl extra und Salz.
- Falls Sie keine Zeit haben, die Cracker auf S. 254 selbst zuzubereiten, probieren Sie die in vielen Supermärkten erhältlichen dunklen Roggen-Cracker aus. Sie sind reich an Ballaststoffen, eignen sich für alle möglichen leckeren Aufstriche und sind ein nahrhafter, schneller Snack. Auch Haferkekse sind eine gute Alternative.
- Halten Sie Ausschau nach proteinreichen Bagels, da diese in den meisten Supermärkten (auch in den preisgünstigen) erhältlich sind. Klar, sie gehören zu den verarbeiteten Lebensmitteln, aber es kommt mehr darauf an, was Sie ansonsten hauptsächlich essen. Achten Sie nur darauf, Bagels mit reichlich Vollwertkost zu kombinieren (siehe Rezepte auf S. 176–178). Eine superschnelle, selbst gemachte proteinreiche

Variante finden Sie in meinem Rezept für Bagels auf S. 251.

Nüsse und Samen

- Stellen Sie Ihre eigenen gemahlenen Mandeln her, indem Sie ganze Mandeln einige Sekunden lang in einem Hochleistungsmixer zerkleinern. Bewahren Sie diese in einem luftdichten Behälter auf.
- Geschroteter Leinsamen ist reich an Ballaststoffen. Stellen Sie ihn selbst her, indem Sie ganze Leinsamen (manchmal auch Flachssamen genannt) einige Sekunden lang in einem Hochleistungsmixer zerkleinern. Beschränken Sie sich dabei auf kleine Mengen und bewahren Sie den geschroteten Leinsamen in einem luftdichten Behälter im Kühlschrank auf, damit er frisch bleibt.
- Eine Tüte mit gemischten Samen, die Sie in ein hübsches Glasgefäß füllen und auf Ihrem Esstisch stehen lassen, ist eine gute Erinnerung daran, Ihre täglichen Mahlzeiten damit zu bestreuen und Ihrem Essen so gleich sechs oder mehr verschiedene Arten von Pflanzenkost hinzuzufügen.
- Nussbutter, oder auch Nussmus, in Bechern oder Gläsern (neben Erdnussbutter gibt es auch Haselnuss-, Cashew-, Pistazien- und Mandelvarianten) ist in der Küche für alles Mögliche zu verwenden. Achten Sie darauf, dass die Produkte keinen zugesetzten Zucker oder Palmöl enthalten. Im Fall einer Nussallergie gibt es viele Alternativen zu Nussbutter, darunter auch Kürbis-, Sonnenblumen- und Tahini-Butter (die aus Sesamsamen hergestellt wird). Es ist sehr einfach, Ihre eigene Nuss- und Samenbutter herzustellen, wenn Sie einen Hochleistungsmixer mit einem starken Motor

besitzen, der es aushält, Nüsse zehn Minuten oder länger zu mixen – mehr braucht es dazu nicht.

Milchprodukte

Ich verwende in der Regel authentischen, abgetropften griechischen Joghurt als bevorzugte Proteinzutat. Er ist köstlich, reich an Proteinen, ein guter Kalziumlieferant, enthält lebende Bakterien (Probiotika) und eignet sich gut für süße und auch herzhafte Gerichte. Ich nehme normalerweise die Variante mit 0 % Fett, da sie mehr Proteine und weniger Kalorien enthält als Vollfettjoghurt (Fett ist natürlich wichtig, aber in meinen Rezepten bevorzuge ich gesündere Fette, wie etwa aus Nüssen, Samen, Olivenöl, Avocados und fettreichem Fisch) und keinen zugesetzten Zucker. Wenn Sie den cremigeren Geschmack von Vollfett bevorzugen und – wie viele andere auch – meinen, dass es länger sättigt, dann entscheiden Sie sich einfach für eine der vielen 2 %-, 5 %- oder sogar 10 %-Sorten, die in Supermärkten erhältlich sind. In der EU erhältlicher griechischer Joghurt muss tatsächlich auch aus Griechenland stammen. Wird er woanders hergestellt, darf er als »Joghurt nach griechischer Art« in den Handel kommen. Bei dieser Variante kommt in der Herstellung jedoch wesentlich weniger Milch zum Einsatz, was in einem niedrigeren Proteingehalt resultiert. Es gibt auch Alternativen zu griechischem Joghurt, wie etwa den isländischen »Skyr«, der zudem wesentlich weniger Fett enthält als griechischer Joghurt, oder auch türkischen, abgetropften Joghurt, der dem griechischen sehr ähnlich ist.
Hier finden Sie eine Übersicht über die üblicherweise erhältlichen verschiedenen griechischen Joghurtsorten und ihren Proteingehalt:

Griechische Joghurtsorten

Pro 100 g	Griechischer Joghurt				Joghurt griechischer Art	
	(0 %)	(2 %)	(5 %)	(10 %)	(0 %)	(10 %)
Proteine	10,3 g	9,9 g	9 g	6,4 g	6,4 g	5,7 g
Kalorien	54	70	93	134	51	133

Kefir ist ein großartiges fermentiertes Lebensmittel, das in Ihrem Kühlschrank nicht fehlen sollte. Eine probiotische Wirkung ist jedoch nur für Milchkefir belegt, nicht für die Varianten auf pflanzlicher Basis. Versuchen Sie, täglich 150 ml Kefir zu sich zu nehmen, entweder in einem Zug, etwa in Form eines Shots, oder als Zugabe zum Frühstück oder zu Dressings. Sie bekommen ihn fertig abgepackt in allen Supermärkten, können ihn mit sogenannten Milchkefir-Knollen, die es im Internet zu kaufen gibt, aber auch selbst herstellen. Wie ich auf S. 50 bereits erwähnte, sollten Sie fermentierte Lebensmittel anfangs allerdings nur in kleineren Mengen verzehren, damit Ihre Darmbakterien sich langsam an diese Nahrung gewöhnen.

Milch und Joghurt auf pflanzlicher Basis

Ich empfehle in den meisten meiner Rezepte ungesüßte Sojamilch, da ich den Geschmack gegenüber Kuhmilch bevorzuge. Sie ist kalorienarm, proteinreich und enthält auch viele Isoflavone. Ich verzichte auf biologisch produzierte pflanzliche Milchalternativen, da diese laut EU-Verordnung nicht mit Kalzium, B12, Jod usw. angereichert werden dürfen, was ich jedoch für sinnvoll halte. Schütteln Sie angereicherte Pflanzenmilch vor dem Gebrauch immer kräftig durch, damit sich das zugesetzte Kalzium gleichmäßig im

Produkt verteilt und nicht nur am Boden absetzt. Angereicherte pflanzliche Milch enthält oft geringe Mengen Rapsöl zur Verbesserung der Konsistenz. Im Internet wird hier und da propagiert, mehrfach ungesättigte Fettsäuren (PUFAs – Polyunsaturated Fatty Acids), wie etwa Rapsöl, seien entzündungsfördernd und »giftig«. Doch dieses Argument hält einer genauen Betrachtung kaum stand. Laut einer groß angelegten Metastudie aus dem Jahr 2021 erhöht die Aufnahme von PUFAs weder die Entzündungsmarker noch das Krankheitsrisiko. Oft wird die Kritik an Pflanzenölen mit der an industriell hoch verarbeiteten Lebensmitteln vermengt, in denen PUFAs häufig enthalten sind. Das sind aber vollkommen verschiedene Dinge. Es geht darum, die Menge der industriell hoch verarbeiteten Lebensmittel in der Ernährung zu reduzieren. Wenn Sie trotz all dieser Informationen weiterhin lieber eine Bio-Milchalternative verwenden möchten, achten Sie bitte darauf, dass Sie über Ihre Ernährung ausreichend Kalzium, B12, Jod usw. zu sich nehmen.

- Aus pflanzlichen Rohstoffen hergestellte Joghurts, wie etwa Produkte auf Kokosnussbasis, enthalten oft sehr wenig Proteine. Die beste Option, die ich gefunden habe, ist griechischer Sojajoghurt, der 6 g Proteine pro 100 g liefert. Überprüfen Sie die Etiketten der von Ihnen verwendeten Marken. Enthalten sie zu wenig Proteine, rühren Sie zur Steigerung des Proteingehalts gern einen Löffel Proteinpulver unter, was jedoch die Konsistenz etwas beeinträchtigen kann.

Öle

- Für die meisten Rezepte in diesem Buch empfehle ich Olivenöl und natives Olivenöl extra. Kaufen Sie das beste Olivenöl, das Sie sich leisten wollen (Discounter bieten gute Sorten an), idealerweise in dunklen Glasflaschen, damit es nicht so schnell ranzig wird. Es ist ein Mythos, dass man mit extra nativem Olivenöl nicht kochen darf (es hat tatsächlich sogar einen ziemlich hohen Rauchpunkt von 190 bis 230 Grad, und sein hoher Polyphenolgehalt trägt dazu bei, dass es beim Erhitzen stabil bleibt), aber es ist in der Regel teuer, was Sie vielleicht eher zu raffiniertem Olivenöl (mit einem Rauchpunkt von 200 bis 240 Grad) tendieren lässt. Beide Optionen sind gut.

- Ich fülle das Olivenöl in eine (im Internet gekaufte) Sprühflasche. Das spart Öl und Kalorien und sorgt für einen schön gleichmäßigen und feinen Sprühnebel aus Olivenöl. Achten Sie nur darauf, die Flasche vor dem Nachfüllen gut zu waschen, um Ölrückstände zu entfernen, die schnell ranzig werden könnten.
- Kokosfette und Kokosbutter sind reich an gesättigten Fetten. Sie schmecken aber in bestimmten Gerichten hervorragend – nichts geht über ein rotes Thai-Curry mit Kokosmilch oder heiße Kokosbutter auf getoastetem Sauerteigbrot. Sie müssen diese Fette also nicht vollständig vermeiden, aber kochen Sie besser nicht ausschließlich damit.

Küchengeräte

- Ein Hochleistungsmixer mit leistungsstarkem Motor ist zur Zubereitung von Smoothies, Suppen und Dressings sehr nützlich, obwohl ein einfacher Stabmixer oft bereits ausreicht.
- Eine kleine Küchenmaschine ist praktisch zum Zerkleinern und Schneiden und hat einen stärkeren Motor als ein Mixer, sodass sie auch für die Zubereitung von Nussbutter geeignet ist. Ich habe meine vor Jahren auf

einem Flohmarkt gekauft, und sie funktioniert immer noch einwandfrei.

- Mit Gemüseschneidern lassen sich Zutaten in Sekundenschnelle zubereiten. Einige sind elektrisch, andere werden manuell benutzt. Falls Sie über das nötige Budget und den Platz zum Aufbewahren verfügen, sind sie eine Überlegung wert.
- Mit einem Julienne-Schäler lassen sich Gemüse wie Zucchini schnell und effektiv in dünne Streifen schneiden.

Sonstiges

- Eiklar in Tetrapaks ist mittlerweile in den meisten Supermärkten erhältlich. Das ist äußerst praktisch und eine schnelle Möglichkeit, Gerichten wie Omeletts, Rühreiern und Frittatas auf einfache Weise Proteine hinzuzufügen. Sie finden sie im Kühlregal.
- Ich habe immer Medjool-Datteln, Ahornsirup (das ist zwar zugesetzter Zucker, aber als Teil einer ausgewogenen Mahlzeit in Ordnung) und dunkle Schokolade (idealerweise 70 Prozent oder mehr) im Kühlschrank. Damit stille ich mein Verlangen nach Süßem.
- Matcha-Pulver ergibt einen großartigen Tee, der reich an sekundären Pflanzenstoffen ist und Ihnen dank seines L-Theanin-Gehalts (eine Aminosäure, die für ihre beruhigenden Eigenschaften bekannt ist) einen Kick durch das Koffein gibt. Und das, ohne Sie nervös zu machen, da L-Theanin die aufputschende Wirkung des Koffeins abmildert. Zu Chia-Pudding hinzugefügt, sorgt es für ein wunderbar schmeckendes, leuchtend grünes Frühstücks-Highlight.
- Proteinpulver (siehe S. 30).
- Nährhefe ist eine vegane Zutat, die Mahlzeiten einen herzhaften, käsigen Geschmack verleiht. Sie ist in Form

von Flocken, Granulat oder Pulver erhältlich und findet sich in der Regel in der Gewürzabteilung. Hefeflocken sind kalorienarm und relativ proteinreich (zwei Esslöffel liefern 6 g Protein). Achten Sie auf angereicherte Varianten mit zusätzlichem Vitamin B12. Ich mag sie anstelle von Parmesankäse über Pasta gestreut oder in eine Suppe eingerührt.

- Flohsamenschalen enthalten lösliche Ballaststoffe. Sie werden aus den Schalen der Flohsamen gewonnen und sind vielseitig einsetzbar. Sie sind für ihre abführende und quellende Wirkung bekannt und können bei Verstopfung helfen sowie den Stuhlgang regulieren. Dabei eignen sie sich für die tägliche Anwendung. Kaufen Sie größere Mengen im Internet oder in Reformhäusern. Flohsamenschalen können beim Backen verwendet oder auch über Porridge und Haferflocken gestreut werden. Beginnen Sie mit einem Teelöffel täglich und steigern Sie die Menge auf ein bis zwei Esslöffel pro Tag. Trinken Sie immer ausreichend Flüssigkeit, wenn Sie Flohsamenschalen zu sich nehmen, damit eine problemlose Darmpassage gewährleistet ist.
- Sauerkraut, Kimchi und Miso sind fermentierte Lebensmittel, die allesamt im Kühlschrank aufbewahrt werden sollten und Probiotika (lebende Bakterien) enthalten, die die Gesundheit und Vielfalt der Darmflora unterstützen. Ich habe diese auf S. 50 ausführlicher behandelt. Geben Sie einen Esslöffel Sauerkraut in Salate, belegen Sie Käsetoast mit Kimchi und machen Sie köstliche Dressings mit Miso – allesamt absolut lecker.
- Getrocknete Gewürze und Kräuter sind eine schnelle Lösung, wenn es darum geht, einem Rezept Geschmack, Abwechslung und zusätzliche Pflanzenkost zu verleihen. Zu meinen Favoriten gehören Sumach (lecker auf Eiern), Kreuzkümmel (etwa auf Kicher-

erbsen zusammen mit Olivenöl), geräuchertes Paprikapulver (ich streue es gern über Süßkartoffel-Pommes), Knoblauchgranulat (eine einfache Methode zur Geschmacksverstärkung) und Garam Masala (ein Muss für Currys).

- Dicht zu verschließende Vorratsbehälter sind unglaublich praktisch für Essensreste und wenn man Mahlzeiten für die ganze Woche im Voraus kocht oder vorbereitet. Ich bevorzuge nach Möglichkeit Behältnisse aus Glas, da diese nachhaltiger sind und kein Bisphenol A (BPA) enthalten, eine bei ihrer Freisetzung potenziell gesundheitsgefährdende Chemikalie in Kunststoffen. Ich habe verschiedene Größen und Formen in meinen Schränken. Die mit Schraubverschluss und weiter Öffnung sind gut genug verschlossen, um sie sicher zu transportieren, und praktisch, um unterwegs oder bei der Arbeit direkt daraus zu essen. Für die Zubereitung von Overnight-Oats wie auf S. 114 nutze ich Halblitergläser und etwas größere für die Zubereitung von Salaten im Glas (siehe S. 149 und 169). Anstatt neue Gläser zu kaufen, lassen sich auch Marmeladengläser etc. in einer passenden Größe dazu wiederverwenden.
- Schwarzes Salz (manchmal auch Kala Namak oder Himalaya-Schwarzsalz genannt) hat eine leicht schweflige Note, die an den Geruch und Geschmack gekochter Eier erinnert, und erzeugt damit in veganen/vegetarischen Gerichten oft einen eiähnlichen Charakter. Es passt hervorragend zu Rührei aus Tofu und gibt veganen Omeletts den Eigeschmack. Verwenden Sie es sparsam – schon eine kleine Menge reicht aus – und streuen Sie es am besten erst kurz vor dem Verzehr über die Mahlzeiten, statt während des Kochens.

Nun wissen Sie schon recht genau, was in Ihrer Küche für den 30-Gramm-Plan nicht fehlen sollte. Jetzt ist es an der

Zeit, alles, was bisher besprochen wurde, in die Tat umzusetzen. Das ist der spannendere Teil! Blättern Sie um, sodass Sie die vielfältigen Rezepte des 30-Gramm-Plans entdecken und ab sofort von den Vorteilen einer Ernährung mit mehr Proteinen, mehr Ballaststoffen und mehr Pflanzenkost profitieren können.

Rezepte

(V) VEGAN

(VG) VEGETARISCH

(F) FLEXITARISCH

FÜR MEAL PREP GEEIGNET

AUF VORRAT KOCHEN

KAPITEL 7

Zum Frühstück

Ganz gleich, ob Sie direkt nach dem Aufwachen frühstücken oder erst einige Stunden später: Ein gutes Frühstück ist der beste Einstieg in den Tag. Die erste Mahlzeit sollte reich an Proteinen, Pflanzenkost und Ballaststoffen sein. Das ist entscheidend für Ihre Energie, Ihre Stimmung, Ihre kognitiven Fähigkeiten und Ihren Appetit für den Rest des Tages. Die im Folgenden beschriebenen Rezepte für gut verträgliche, proteinreiche Mahlzeiten zum Frühstück treffen bestimmt auch Ihren Geschmack – und da viele davon im Voraus zubereitet werden können, erleichtern sie Ihnen den Alltag. Alle Nährwertangaben, die Sie unter dem Rezepttitel sehen – das heißt Proteine, Ballaststoffe, Kalorien –, gelten pro Portion und beinhalten auch die Toppings und den Belag (sofern nicht anders angegeben). Bitte beachten Sie: Findet sich in einem Rezept die Angabe »etwas Öl«, so verwende ich nur Olivenöl aus einer Sprühflasche zum Braten, Rösten und Anbraten.

Hinweis: Ich habe einige Rezepte auf Basis von griechischem Joghurt aufgenommen, da dieser proteinreich ist und sich schnell und praktisch einsetzen lässt, wodurch er perfekt für Meal Prepping geeignet ist. Meine Empfehlung für eine pflanzliche Alternative dazu ist ungesüßter Sojajoghurt nach griechischer Art. Da pflanzlicher Joghurt jedoch weniger Proteine enthält als Milchprodukte, ist es sinnvoll, etwas nicht aromatisiertes, veganes Proteinpulver unterzurühren, um das Ziel von 30 g Proteinen in der Mahlzeit zu erreichen.

Die Rezepte im Überblick:

Granolas und Toppings für das Frühstück

Overnight-Oats mit Zitronen-Cheesecake-Joghurt

2 PORTIONEN

34 g Proteine · 13 g Ballaststoffe · 490 Kalorien
Zubereitungszeit: 10 Minuten

» 20 g Haferkleie (oder normale Haferflocken oder Quinoaflocken)
» 30 g Chiasamen
» 160 g fettarmer Hüttenkäse (siehe Tipp für vegane Option)
» 200 ml ungesüßte Sojamilch
» 250 g griechischer Joghurt oder Sojajoghurt (0 %)
» 2 TL Ahornsirup
» 140 g Beeren (ich verwende Blaubeeren und Brombeeren)
» Saft von 1 kleinen Zitrone (und etwas geriebene Schale zum Garnieren)
» 2 TL Mohnsamen

1. Alle Zutaten außer den Beeren, der Zitronenschale und dem Mohn in einen Mixer geben und einige Sekunden lang mixen, bis alles gut vermischt ist.
2. Auf zwei dicht schließende Behälter mit Deckel verteilen und über Nacht im Kühlschrank stehen lassen.
3. Am Morgen gut umrühren, bei Bedarf mit etwas Milch verdünnen und mit Beeren, Mohn und Zitronenschale garnieren.

TIPP: Für eine vegane Variante den Hüttenkäse durch 20 g Proteinpulver ersetzen.

Frühstücks-Bagel in drei Variationen

1 PORTION

Mit Halloumi und Kräutern

VG F

29 g Proteine · 5,5 g Ballaststoffe · 500 Kalorien
Zubereitungszeit: 5 Minuten · Kochzeit: 10 Minuten

» 1 Protein-Bagel
» 3 × 1 cm dicke Scheiben Halloumi (insgesamt ca. 60 g)
» ½ kleine Avocado
» Eine Handvoll Rucola
» 1 mittelgroße Tomate, in dicke Scheiben geschnitten
» 1 Frühlingszwiebel, fein geschnitten
» Eine kleine Handvoll frischer Kräuter, grob gehackt (ich verwende Petersilie, Minze und Basilikum)

1. Die Avocado mit der fein geschnittenen Frühlingszwiebel, den Kräutern, Salz und Pfeffer in einer kleinen Schüssel zerdrücken und vermengen.
2. Die Halloumi-Scheiben auf eine erhitzte, trockene Pfanne legen (kein Öl erforderlich). Wenden, bis beide Seiten schön braun sind.
3. Beide Hälften des Bagels toasten und die Avocadomasse auf die untere Hälfte streichen. Halloumi, Tomatenscheiben und Rucola darauflegen. Mit der anderen Bagelhälfte abdecken.

Mit Omelett und Putenschinken

(F)

35,5 g Proteine · 5 g Ballaststoffe · 530 Kalorien
Zubereitungszeit: 5 Minuten · Kochzeit: 15 Minuten

» 1 Protein-Bagel
» 2 große Eier, leicht verquirlt und mit Salz und Pfeffer gewürzt
» ¼ Avocado
» 2 Scheiben Putenschinken (oder alternativ Frühstücksspeck)
» Eine Handvoll Rucola
» 1 mittelgroße Tomate, in dicke Scheiben geschnitten
» 1 Frühlingszwiebel, fein geschnitten
» Eine kleine Handvoll frischer Kräuter, grob gehackt (ich verwende Petersilie, Minze und Basilikum)

1. Die Avocado mit der Frühlingszwiebel, den Kräutern, Salz und Pfeffer in einer kleinen Schüssel zerdrücken und vermengen.
2. Die Scheiben vom Putenschinken in einem Grilltoaster grillen, bis sie auf beiden Seiten schön knusprig sind.
3. In der Zwischenzeit etwas Öl in eine kleine Pfanne geben und erhitzen. Die Eimasse in die Pfanne geben und schwenken, damit sie sich bis an den Rand verteilt. Einige Minuten braten, bis die Unterseite braun wird, dann wenden und auf der anderen Seite wiederholen. Aus der Pfanne nehmen, halbieren und dann noch einmal halbieren.
4. Beide Hälften des Bagels toasten und die Avocadomasse auf die untere Hälfte streichen. Das gefaltete Omelett, den Putenschinken, die Tomatenscheiben und den Rucola darauflegen. Mit der anderen Bagelhälfte abdecken, dann halbieren und genießen.

Mit Tofu-Rührei

(V)

29 g Proteine · 8,5 g Ballaststoffe · 450 Kalorien
Zubereitungszeit: 5 Minuten · Kochzeit: 10 Minuten

» 1 Protein-Bagel
» 100 g extra fester geräucherter Tofu, mit den Händen zerbröselt
» 1 EL Hefeflocken
» ½ TL Knoblauchgranulat
» ¼ TL Kurkuma
» ½ Avocado
» Eine Handvoll Rucola
» 1 mittelgroße Tomate, in dicke Scheiben geschnitten
» 1 Frühlingszwiebel, fein geschnitten
» Eine kleine Handvoll frischer Kräuter, grob gehackt (ich verwende Petersilie, Minze und Basilikum)

1. Die Avocado mit der Frühlingszwiebel, den Kräutern, Salz und Pfeffer in einer kleinen Schüssel zerdrücken und vermengen.
2. Etwas Olivenöl in eine kleine Pfanne geben, auf mittlerer Stufe erhitzen und den zerbröselten Tofu, reichlich Salz und Pfeffer, Hefeflocken und Gewürze hinzufügen. Das Rührei aus Tofu unter häufigem Rühren etwa 10 Minuten lang garen.
3. Beide Hälften des Bagels toasten und die Avocadomasse auf die untere Hälfte streichen. Das Tofu-Rührei (kann auch separat serviert werden), Tomatenscheiben und Rucola darauf verteilen. Mit der anderen Bagelhälfte bedecken, dann halbieren und genießen.

Hanf-Bircher-Müsli mit Mango

2 PORTIONEN

30,5 g Proteine · 8 g Ballaststoffe · 450 Kalorien
Zubereitungszeit: 10 Minuten

» 60 g Großblatt-Haferflocken (oder Quinoaflocken für eine glutenfreie Variante)
» 40 g geschälte Hanfsamen (oder Chiasamen)
» 300 ml ungesüßte Sojamilch
» 250 g griechischer Joghurt oder Sojajoghurt (0 %)
» 20 g Kürbiskerne
» 120 g frische reife Mango, grob gewürfelt
» Saft von 1 Limette
» Einige Minzblätter (optional)

1. Haferflocken, Hanfsamen (oder Chiasamen), Milch und Joghurt in einer mittelgroßen Schüssel zu einem Bircher-Müsli vermengen.
2. Die Mangostücke und den Limettensaft in eine kleine Schüssel geben und mit der Rückseite einer Gabel zerdrücken.
3. Das Bircher-Müsli in zwei Portionen aufteilen. Mit Mango und Kürbiskernen garnieren.

TIPP: Haben Sie keine Mango da? Verwenden Sie stattdessen Himbeeren, Brombeeren, Ananas oder andere Früchte, die sich gut zerdrücken lassen.

Joghurt mit Beeren-Chia-Pudding

3 PORTIONEN

30,5 g Proteine · 11 g Ballaststoffe · 420 Kalorien
Zubereitungszeit: 10 Minuten

» 125 g gefrorene gemischte Beeren plus ein paar zusätzliche zum Garnieren
» 225 ml ungesüßte Sojamilch
» 2 Medjool-Datteln
» 60 g (4 EL) Chiasamen
» 600 g griechischer Joghurt oder Sojajoghurt (0 %)
» 3 gehäufte TL Nussbutter oder Nussmus (ich habe Cashewmus verwendet)

1. Die gefrorenen Beeren, Datteln und Milch mixen. Die gemixte Masse in eine mittelgroße Schüssel geben, die Chiasamen hinzufügen und gut umrühren. Die Schüssel abdecken, in den Kühlschrank stellen und die Chiasamen über Nacht (oder mindestens 20 Minuten) quellen lassen.
2. Danach die Schüssel aus dem Kühlschrank nehmen, gut umrühren und bei Bedarf zum Verdünnen etwas Milch zum Beeren-Chia-Pudding hinzufügen. Je 200 g Joghurt in drei Gläser füllen, den Beeren-Chia-Pudding dazugeben und jeweils einen Teelöffel Nussbutter oder Nussmus darüber verteilen.

Omelett mit Pilzen, Feta und roter Paprika

VG F

1 PORTION

33 g Proteine · 8 g Ballaststoffe · 499 Kalorien
Zubereitungszeit: 10 Minuten · Kochzeit: 15 Minuten

» 150 g Champignons, in Scheiben geschnitten
» 50 g Feta, zerbröselt
» 85 g Brokkoli, in kleine Röschen zerlegt
» ½ rote Paprika, gewürfelt
» 2 Frühlingszwiebeln, dünn geschnitten
» 2 große Eier, leicht verquirlt und mit Salz und Pfeffer gewürzt
» Gemischter grüner Salat (30 g) zum Garnieren
» 1 EL gemischte Samen

1. Etwas Öl in einer Pfanne erhitzen, die Champignons hinzufügen, goldbraun anbraten und beiseitestellen.
2. Paprika, Brokkoli und Frühlingszwiebeln in dieselbe Pfanne geben und einige Minuten lang weich dünsten.
3. Die Pilze wieder hinzugeben und so vermengen, dass alles gleichmäßig in der Pfanne verteilt ist.
4. Die verquirlten Eier hinzufügen und die Pfanne zum Verteilen der Eimasse schwenken. Etwa eine Minute lang anbraten und dabei vorsichtig die Ränder mit einem Pfannenwender immer wieder anheben. So stellen Sie sicher, dass das Omelett unten nicht anbrennt.
5. Sobald die Unterseite gar ist, den Feta hinzufügen und die Pfanne unter einen heißen Küchengrill stellen, bis der Käse schmilzt.
6. Mit einem großen gemischten grünen Salat und einer Prise gemischter Samen servieren.

TIPP: Ersetzen Sie das Gemüse durch etwas, was Sie in Ihrem Kühlschrank finden – grüner Spargel passt hier sehr gut. Für 11 g zusätzliche Proteine können Sie einfach 100 ml Eiklar zu den verquirlten Eiern hinzufügen.

Gerstenflockenbrei mit Pekannuss-Dattel-Streuseln

1 PORTION

30 g Proteine · 9 g Ballaststoffe · 490 Kalorien
Zubereitungszeit: 5 Minuten · Kochzeit: 15 Minuten +

» 30 g Gerstenflocken (oder einfach normale Haferflocken oder eine glutenfreie Alternative wie Quinoa-Flocken verwenden)
» 150–200 ml Milch nach Wahl (ich verwende ungesüßte Sojamilch)
» 150 g griechischer Joghurt oder Sojajoghurt (0 %)
» 1 gehäufter TL (10 g) Nussbutter oder Nussmus

Für die Streusel (ausreichend für 6 Portionen):
» 4 Medjool-Datteln
» 60 g Pekannüsse
» 4 EL Kürbiskerne

Zum Garnieren:
» ½ TL Zimt
» 70 g Blaubeeren (oder andere Beeren)

1. Die Gerstenflocken und die Milch in einen kleinen Topf geben und zum Kochen bringen. Bei geringer Hitze 15–20 Minuten unter häufigem Rühren kochen lassen. Nach 15 Minuten sind die Flocken noch etwas bissfest, nach 20–25 Minuten sind sie viel weicher. Wählen Sie die Kochzeit nach Belieben.
2. In der Zwischenzeit die Streusel zubereiten. Dazu die Datteln, Kürbiskerne und Pekannüsse in einen Mixer geben und jeweils einige Sekunden lang mixen, bis die Masse eine streuselartige Konsistenz hat.

3. Geben Sie nun den Gerstenflockenbrei zusammen mit dem Joghurt in eine Schüssel (entweder beides vermischen oder übereinanderschichten) und streuen Sie ⅙ der Streusel darüber (der Rest lässt sich für später aufbewahren). Alles mit Nussbutter oder Nussmus beträufeln und den Zimt und die Beeren obendrauf streuen.

TIPP: Bewahren Sie den Rest der Streusel für zukünftige Frühstücke auf. Die Streusel halten sich im Kühlschrank mindestens sieben Tage lang.

Der »Schmeckt wie Snickers«-Frühstücksbecher

2 PORTIONEN

25 g Proteine · 13 g Ballaststoffe · 418 Kalorien
Zubereitungszeit: 10 Minuten

» 300 g griechischer Joghurt oder Sojajoghurt (0 %)
» 250 ml Milch (ich verwende ungesüßte Sojamilch)
» 2 EL Ahornsirup
» 1 kleine Banane (80 g)
» 2 EL Chiasamen
» 2 gehäufte TL (10 g) Schokoladen- oder Kakaopulver

Belag:
» 20 g Haselnüsse oder ungesalzene Erdnüsse, grob gehackt
» 2 Medjool-Datteln, gehackt
» Zimt (optional)
» 80 g Granatapfelkerne

1. Die Banane in einer großen Schüssel mit der Rückseite einer Gabel zerdrücken.
2. Alle anderen Zutaten in dieselbe Schüssel geben und gut vermischen. Die Masse danach auf zwei luftdichte Vorratsbecher aufteilen. Mit dem Belag aus Nüssen, gehackten Datteln, Granatapfelkernen, ein paar zusätzlichen Chiasamen und einer Prise Zimt garnieren. Becher verschließen und über Nacht kalt stellen.

TIPP: Haben Sie keinen Kakao vorrätig? Kein Problem, lassen Sie ihn einfach weg. Es fehlt dann zwar der Schoko-Kick, aber es schmeckt trotzdem köstlich.

Pfannkuchen mit Himbeerkompott

1 PORTION

32 g Proteine · 8 g Ballaststoffe · 390 Kalorien
Zubereitungszeit: 10 Minuten · Kochzeit: 15 Minuten

» 200 g griechischer Joghurt oder Sojajoghurt (0 %)
» 2 EL Mehl (auch glutenfreies Mehl möglich)
» 1 TL Backpulver
» 1 Ei
» 1 EL Chiasamen
» 80 g frische oder gefrorene Himbeeren
» 3 TL Ahornsirup

1. Für das Kompott die Himbeeren mit den Chiasamen und ein bis zwei Esslöffeln Wasser in einem Topf bei geringer Hitze etwa 10 Minuten lang erhitzen, bis sie eine weiche marmeladenartige Konsistenz haben. Falls es zu dickflüssig ist, einfach etwas Wasser hinzufügen.
2. Für die Pfannkuchen 100 g Joghurt mit 1 TL Ahornsirup und dem Ei verquirlen. Mehl und Backpulver hinzufügen und gut vermischen.
3. Etwas Olivenöl in eine auf mittlerer Stufe erhitzte Pfanne geben. Einen gehäuften EL Pfannkuchenteig in die Pfanne geben und jede Seite 1–2 Minuten backen, bis sie leicht braun ist.
4. Die Pfannkuchen mit dem restlichen Joghurt, dem Himbeerkompott als Beilage und dem Ahornsirup darüber servieren.

Pikanter English Muffin mit Bratling

VG F

2 PORTIONEN

28 g Proteine · 7 g Ballaststoffe · 442 Kalorien
Zubereitungszeit: 10 Minuten · Kochzeit: 10 Minuten

- » 5 Geflügel-Cocktail-Würstchen oder vegane Würstchen
- » 2 English Muffins
- » 2 Eier
- » ½ kleine Avocado
- » 1 große Tomate, in Scheiben geschnitten
- » 2 Scheiben Käse (jeweils ca. 20 g)
- » Ein kleiner Bund Schnittlauch, in kleine Stücke geschnitten

1. Die Würstchen in eine kleine Schüssel geben und mit der Rückseite einer Gabel zerdrücken. Die Masse zu zwei runden Bratlingen (in der Art von Burger-Patties) formen und auf ein leicht geöltes Backblech des Küchengrills legen.
2. Die Bratlinge im Küchengrill bei mittlerer Hitze grillen und wenden, bis beide Seiten braun sind. Gleichzeitig die Eier in einer mittelgroßen Pfanne mit etwas Olivenöl braten.
3. In einer kleinen Schüssel die Avocado mit etwas schwarzem Pfeffer und dem gehackten Schnittlauch zerdrücken. Die English Muffins halbieren und leicht toasten. Die Avocado auf der unteren Hälfte verteilen, dann die Bratlinge, das gebratene Ei, die Tomatenscheiben und den Käse darauflegen. Mit der oberen Hälfte des English Muffins bedecken.

TIPP: Unter Zeitdruck können Sie die Würstchen auch im Ganzen grillen, ohne sie zu Bratlingen zu formen. Putenwürstchen oder Putenschinken sind ebenfalls eine gute Alternative.

Limetten-Cheesecake auf Dattel und Leinsamen

3 PORTIONEN

26 g Proteine · 12,5 g Ballaststoffe · 430 Kalorien
Zubereitungszeit: 20 Minuten

Für den Cheesecake:
» 30 g Haferflocken
» 45 g Chiasamen
» 225 g fettarmer Hüttenkäse
» 225 g griechischer Joghurt oder Sojajoghurt (0 %)
» 300 ml Sojamilch (oder Milch nach Wahl)
» 3 TL Vanillepaste (optional)
» 2 EL Ahornsirup (optional)
» Saft von 2 großen Limetten

Für den Boden:
» 3 Medjool-Datteln
» 45 g geschroteter Leinsamen

Obst zum Garnieren (pro Portion):
» 150 g Blaubeeren oder Himbeeren oder Mango (oder je 50 g davon)
» Limettenscheiben zum Garnieren (optional)

1. Die Zutaten für den Boden – Datteln und geschroteten Leinsamen – in einen Mixer geben und einige Sekunden lang mixen. Die Masse auf drei luftdichte Vorratsgläser mit Deckel verteilen und den Boden fest andrücken (ich habe dafür das Ende eines Nudelholzes verwendet). Wenn Ihnen das zu zeitaufwendig ist, legen Sie den Boden einfach andersherum oben auf die fertige Cheesecake-Masse (siehe nächster Schritt).

2. Alle Zutaten für den Cheesecake in einem Mixer oder mit einem Stabmixer vermengen. Gleichmäßig auf die drei Gläser verteilen, mit den Früchten Ihrer Wahl garnieren und bis zum Verzehr im Kühlschrank aufbewahren.

TIPP: Ist mindestens drei Tage im Kühlschrank haltbar.

Baguette mit veganem Ei und Kresse

1 PORTION

25 g Proteine · 6 g Ballaststoffe · 443 Kalorien
Zubereitungszeit: 10 Minuten

- » 1 Vollkorn- oder Samen-Frühstücksbaguette (ca. 80 g)
- » 75 g fester (nicht extra fester) Tofu
- » 1 EL vegane Mayonnaise
- » 1 EL Hefeflocken
- » ¼ TL Kurkuma
- » ½ TL Knoblauchgranulat
- » ½ TL Dijon-Senf
- » Ein kleiner Bund Schnittlauch, geschnitten
- » 1 Schachtel (20 g) Gartenkresse, an der Wurzel abgeschnitten (oder probieren Sie Brokkoli- oder Alfalfa-Sprossen)
- » ¼ TL schwarzes Salz (siehe S. 106)
- » Schwarzer Pfeffer

1. Das Baguette halbieren.
2. Den Tofu mit den Fingern in kleine Stücke zerbröckeln und in eine Schüssel geben. Alle anderen Zutaten unterrühren (die Hälfte der Kresse zurückbehalten), abschmecken und gegebenenfalls nachwürzen. Die Masse auf das Baguette geben, mit der restlichen Kresse bestreuen und sofort essen.

TIPP: Verdreifachen Sie die Zutaten und bewahren Sie die vegane Eimasse bis zu zwei Tage für weitere Frühstücke im Kühlschrank auf.

Apfel-Overnight-Oats mit Mandelstreuseln

2 PORTIONEN

27 g Proteine · 10,5 g Ballaststoffe · 472 Kalorien
Zubereitungszeit: 15 Minuten

Für die Overnight-Oats:
» 60 g Großblatt-Haferflocken
» 300 g griechischer Joghurt oder Sojajoghurt (0 %)
» 200 ml ungesüßte Sojamilch (oder Milch nach Wahl)
» 1 großer Apfel, gerieben
» 2 EL Chiasamen
» 1 TL Vanillepaste
» ½ TL Zimt
» ¼ TL Muskatnuss

Für die Streusel:
» 2 EL (15 g) gemahlene Mandeln
» 2 EL (20 g) Großblatt-Haferflocken
» 2 TL (10 ml) Ahornsirup
» 2 TL (10 g) Kokosöl oder Butter

1. Die Zutaten für die Overnight-Oats in einer mittelgroßen Schüssel vermischen und gleichmäßig auf zwei dicht schließende Behälter mit Deckel verteilen.
2. Alle Zutaten für die Streusel in eine kleine Schüssel geben und mit den Fingern vermischen, bis die Masse eine krümelige Konsistenz hat. Die Streusel gleichmäßig über die Overnight-Oats streuen. Über Nacht oder mindestens 30 Minuten im Kühlschrank ruhen lassen. Ist für mindestens drei Tage im Kühlschrank haltbar.

Chunky-Monkey-Frühstücks-Bowl

1 PORTION

26 g Proteine · 9,5 g Ballaststoffe · 463 Kalorien
Zubereitungszeit: 15 Minuten

» 20 g Gerstenflocken (oder Großblatt-Haferflocken)
» 125 g ungesüßte Sojamilch
» 125 g griechischer Joghurt oder Sojajoghurt (0 %)
» 1 kleine Banane
» 3 Walnusshälften, grob gehackt
» 1 EL (10 g) geschroteter Leinsamen
» 10 g dunkle Schokoladenstückchen
» 1 TL (5 g) Chiasamen
» 1 TL (5 g) Erdnussbutter (oder Samenbutter)
» 1 TL Vanilleextrakt

1. Die Banane halbieren. Eine Hälfte in einer mittelgroßen Schüssel zerdrücken, dann Milch, Chiasamen, Gerstenflocken, Joghurt und Vanilleextrakt hinzufügen. Gut verrühren. Abdecken und über Nacht (oder mindestens 20 Minuten) im Kühlschrank ruhen lassen.
2. Die restliche Banane in Scheiben schneiden und auf den Boden eines Glases legen. Die Joghurtmasse dazugeben und mit geschrotetem Leinsamen, Nussbutter, gehackten Walnüssen und Schokoladenstückchen garnieren.

TIPP: Ist mindestens drei Tage im Kühlschrank haltbar.

Easy-peasy Cheesy Beans mit geriebener Zucchini

(V) (VG) (F)

1 PORTION

27 g Proteine · 15 g Ballaststoffe · 400 Kalorien
Zubereitungszeit: 5 Minuten · Kochzeit: 10 Minuten

- » 1 Dose Cannellini-Bohnen
- » 1 kleine Zucchini, gerieben
- » 30 g Käse nach Wahl oder 2 EL Hefeflocken
- » Eine große Handvoll gemischter Salat

1. Die Bohnen abtropfen lassen (aber nicht abspülen) und in eine vorgewärmte Pfanne geben. Erhitzen, bis sie zu kochen beginnen, dann die geriebene Zucchini und den Käse (oder die Hefeflocken, falls verwendet) hinzufügen.
2. Umrühren, bis der Käse (oder die Hefeflocken) geschmolzen ist, mit schwarzem Pfeffer und Salz abschmecken. Mit einer großen Handvoll gemischtem Salat servieren.

Porridge aus gerösteten Roggenflocken mit warmem Pfirsich

V VG F

1 PORTION

29 g Proteine · 9,2 g Ballaststoffe · 460 Kalorien
Zubereitungszeit: 2 Minuten · Kochzeit: 20 Minuten

- » 30 g Roggenflocken (oder einfach normale Haferflocken oder Buchweizenflocken, wenn glutenfrei)
- » 125–150 ml Milch nach Wahl (ich verwende ungesüßte Sojamilch)
- » 1 Pfirsich (oder Nektarine), halbiert, entkernt
- » 1 EL Ahornsirup
- » 150 g griechischer Joghurt oder Sojajoghurt (0 %)
- » 1 EL Kürbiskerne
- » 1 gehäufter TL (10 g) Erdnuss- oder Samenbutter
- » Zimt zum Garnieren

1. Die Roggenflocken in einen kleinen Topf geben und bei mittlerer Hitze einige Minuten rösten. Dabei darauf achten, dass sie nicht anbrennen. Die Milch hinzufügen und zum Kochen bringen. Unter häufigem Rühren 15–20 Minuten kochen lassen.
2. In der Zwischenzeit den Ahornsirup auf einen kleinen Teller geben und die Pfirsichhälften darin wenden. Eine kleine Pfanne erhitzen und die Pfirsiche mit der Schnittfläche nach unten hineinlegen. Erhitzen, bis der Sirup etwas blubbert und die Pfirsiche eine goldbraune Farbe annehmen. Umdrehen und auf der anderen Seite wiederholen.
3. Die Pfirsichhälften auf dem Porridge und Joghurt servieren (entweder beides vermischen oder nebeneinander anrichten), mit Kürbiskernen bestreuen, mit Nussbutter beträufeln und mit Zimt bestäuben.

Aufgeschlagener Joghurt mit warmer Gewürzbirne

2 PORTIONEN

27,5 g Proteine · 6,5 g Ballaststoffe · 468 Kalorien
Zubereitungszeit: 10 Minuten · Kochzeit: 10 Minuten

» 400 g griechischer Joghurt oder Sojajoghurt (0 %)
» 2 mittelgroße Birnen, entkernt und in mundgerechte Stücke geschnitten
» 2 TL Zimt
» 1 TL Kardamom (optional)
» 2 EL Ahornsirup
» 2 TL Vanillepaste (oder Vanilleextrakt)

Für die Streusel:
» 2 Medjool-Datteln
» 30 g Pekannüsse
» 2 EL Kürbiskerne

1. Für die Streusel alle drei Zutaten in einen Mixer geben und jeweils einige Sekunden lang mixen, bis die Masse eine streuselartige Konsistenz hat.
2. Die Vanillepaste und 1 EL Ahornsirup mit einem Schneebesen unter den Joghurt rühren und das Ganze kräftig aufschlagen.
3. Die Birnenstücke in einen kleinen Topf geben, bei geringer Hitze erwärmen und die Gewürze, 1 EL Ahornsirup und 4 EL Wasser hinzufügen. Erhitzen, bis die Flüssigkeit kocht und die Birnen weich sind (ca. 5–10 Minuten), und gut umrühren. Falls die Masse anzubrennen droht, etwas mehr Wasser hinzufügen.

4. Den Joghurt in zwei Portionen teilen. Die gewürzten Birnen darauf verteilen und einen Esslöffel der Dattel-Pekannuss-Streusel darüberstreuen.

TIPP: Es bleiben noch Streusel für zukünftige Frühstücke übrig. Diese lassen sich in einem Glas im Kühlschrank mindestens fünf Tage lang aufbewahren.

Große »Tex Mex« Frühstücks-Bowl

2 PORTIONEN

27 g Proteine · 10 g Ballaststoffe · 424 Kalorien
Zubereitungszeit: 15 Minuten · Kochzeit: 25 Minuten

» 1 große Süßkartoffel (200 g), gut gewaschen (mit Schale), in mundgerechte Stücke geschnitten
» 1 mittelgroße rote Zwiebel, gewürfelt
» 1 mittelgroße rote Paprika, gewürfelt
» 1 mittelgroße gelbe Paprika, gewürfelt
» ½ TL Chilipulver
» ½ TL geräuchertes Paprikapulver
» ½ TL gemahlener Kreuzkümmel
» ½ TL Knoblauchgranulat
» 3 mittelgroße Eier
» 200 ml Eiklar
» 15 Kirschtomaten, halbiert
» 1 kleine Avocado, in dünne Scheiben geschnitten
» Frische Kräuter (Koriander passt gut), grob gehackt, zum Garnieren

1. Den Backofen auf 200 °C (180 °C Umluft) vorheizen.
2. In einer kleinen Schüssel die Gewürze vermischen: Chilipulver, Paprika, Kreuzkümmel, Knoblauchgranulat und eine gute Prise Salz. Beiseitestellen.
3. Die gewürfelten Süßkartoffeln auf ein mit reichlich Olivenöl bestrichenes Backblech legen und mit Salz und Pfeffer würzen. Umrühren, damit die Süßkartoffeln überall gut mit Öl benetzt sind.
4. Zwiebel- und Paprikawürfel in einer Schüssel vermischen, etwas Olivenöl und die Gewürzmischung hinzufügen.

Dann zu den Süßkartoffeln auf das Backblech geben und gut vermengen, damit alles gleichmäßig verteilt ist.

5. In den Ofen schieben und 25 Minuten lang rösten, bis die Kartoffeln sich an den Rändern braun färben und gar sind.
6. In der Zwischenzeit die Eier mit dem Eiklar vorsichtig verquirlen. Kurz bevor die Kartoffeln aus dem Ofen kommen, die Eimasse in einer heißen Pfanne zu Rührei mit der gewünschten Konsistenz verarbeiten.
7. Alles auf zwei Schüsseln verteilen. Mit frischen Kräutern bestreuen.

TIPP: Für eine vegane Variante die Eier und das Eiklar durch 225 g Rührei aus Tofu (ich mag feste, geräucherte Sorten) ersetzen.

Bunter Buchweizen-Frühstücksbecher

2 PORTIONEN

26 g Proteine · 10 g Ballaststoffe · 436 Kalorien
Zubereitungszeit: Buchweizen über Nacht einweichen + 15 Minuten »aktive« Zubereitungszeit

Buchweizen ist eine willkommene Abwechslung zu Haferflocken oder Chia und enthält trotz seines Namens weder Weizen noch Gluten. Spülen Sie ihn nach dem Einweichen sehr gründlich ab. Das entfernt jegliche Bitterstoffe.

» 120 g (Trockengewicht) Buchweizen, über Nacht eingeweicht
» 2 Medjool-Datteln
» 120 ml Sojamilch
» ½ TL Zimt
» 2 EL (20 g) geschroteter Leinsamen
» 160 g Beeren (ich habe Himbeeren und Brombeeren verwendet)
» 300 g griechischer Joghurt oder Sojajoghurt (0 %)
» 10 Pekannüsse (20 g), mit den Fingern in Stücke gebrochen
» 6 Walnusshälften (20 g), mit den Fingern in Stücke gebrochen

1. Verteilen Sie die Beeren gleichmäßig auf zwei dicht schließende Gläser mit Deckel.
2. Alle übrigen Zutaten in einem Mixer glatt pürieren. Die Masse über die Beeren gießen, dann jedes Glas mit 150 g Joghurt und den gehackten Pekannüssen und Walnüssen füllen.

TIPP: Ist bis auf die Nüsse und den Joghurt mindestens drei Tage im Kühlschrank haltbar.

Burrito mit Rührei, Feta/ Tofu und Hefeflocken

V VG F

1 PORTION

27 g Proteine · 6 g Ballaststoffe · 469 Kalorien
Zubereitungszeit: 5 Minuten · Kochzeit: 20 Minuten

- 1 Vollkorn-Wrap
- 2 große Eier, leicht verquirlt, oder ein halber Block Tofu, in kleine Stücke zerbröselt
- 3 Frühlingszwiebeln, in Scheiben geschnitten
- 1 TL Knoblauchgranulat
- ½ TL Kurkuma
- 1 sehr große Handvoll Spinat
- 30 g Feta-Käse oder 2 EL Hefeflocken
- 1 TL grünes Pesto
- Eine große Handvoll gemischter Salatblätter zum Garnieren

1. Etwas Olivenöl in einer Pfanne erhitzen. Spinat und Frühlingszwiebeln hinzufügen und anschwitzen, bis der Spinat zusammenfällt und die Frühlingszwiebeln glasig sind dies sollte nur 3–5 Minuten dauern.
2. Spinat und Frühlingszwiebeln auf eine Seite schieben. Nun Eier, Feta, Kurkuma und Knoblauchgranulat hinzufügen und mit Salz und Pfeffer würzen. In der Pfanne umrühren, bis die Eimasse die gewünschte Rührei-Konsistenz hat.
3. Bei Verwendung von Tofu den vorherigen Schritt wiederholen – dabei den Feta durch Hefeflocken ersetzen – und 10 Minuten lang garen, bis der Tofu durch ist. Gut würzen.
4. Den Wrap ausbreiten und das Pesto in der Mitte des Wraps verteilen, dann das Rührei (oder Tofu) darauf verteilen. Die Pfanne mit einem Stück Küchenpapier auswischen und wieder auf niedriger Stufe erhitzen.

5. Den Wrap vorsichtig zu einem Burrito falten und in die erhitzte Pfanne geben. Auf beiden Seiten braten, bis der Wrap schön knusprig und braun ist, schräg halbieren und mit einer großen Handvoll gemischtem Salat genießen.

Getoastetes Sauerteigbrot mit Edamame-Erbsen-Püree

V VG F

2 PORTIONEN

29 g Proteine · 14 g Ballaststoffe · 515 Kalorien
Zubereitungszeit: 10 Minuten · Kochzeit: 2 Minuten

» 2 Scheiben (ca. 50 g pro Scheibe) Sauerteigbrot
» 125 g gefrorene Erbsen, aufgetaut
» 125 g Edamame (auftauen, wenn gefroren)
» ½ kleine Avocado
» 2 EL (20 g) Tahini
» 2 EL (20 g) Hefeflocken
» 1 kleine Handvoll Minzblätter, gewaschen und in dünne Streifen geschnitten
» Saft einer halben Zitrone
» 2 EL (20 g) Hanfsamen
» Chiliflocken zum Garnieren (optional)

1. Erbsen, Edamame, Avocado, Tahini, Minzblätter, Hefeflocken und Zitronensaft in eine Küchenmaschine geben und pürieren, bis alles gut vermischt ist – ich mag es, wenn die Masse noch recht stückig ist. Mit einem Schaber das Püree aus der Rührschüssel entnehmen. Mit Salz, Pfeffer und gegebenenfalls Chiliflocken würzen.
2. Danach das Sauerteigbrot toasten, großzügig mit dem Püree bestreichen und mit Hanfsamen bestreuen.

Granolas und Toppings für das Frühstück

Granolas und Toppings sind perfekt dazu geeignet, Ihr Frühstück um etwas Knusprigkeit sowie zusätzliche Ballaststoffe und Pflanzenkost zu ergänzen. Sie dürfen die in den Rezepten genannten Nüsse und Samen gerne durch Ihre Lieblingssorten ersetzen. In einem luftdichten Behälter bleiben die Granolas und Toppings mindestens eine Woche lang frisch.

Selbst gemachtes Müsli-Granola

40 g Müsliriegel = 3,5 g Ballaststoffe · 6,6 g Proteine ·
238 Kalorien
Zubereitungszeit: 10 Minuten · Kochzeit: 20 Minuten

- » 200 g Haferflocken oder Quinoa-Flocken (glutenfrei)
- » 40 g gemischte Samen (etwa Leinsamen, Sesam, Mohn, Sonnenblumenkerne und Kürbiskerne)
- » 80 g gehackte Nüsse (etwa Haselnüsse, Pekannüsse, Mandeln)
- » Je ½ TL Gewürze wie Muskatnuss, Zimt und Kardamom
- » 2 EL Kokosöl
- » 1–2 EL Ahornsirup

1. Den Backofen auf 180 °C (160 °C Umluft) vorheizen.
2. Alle trockenen Zutaten in einer großen Schüssel vermischen. Kokosöl und Ahornsirup in einem kleinen Topf bei geringer Hitze schmelzen lassen (dauert 10–20 Sekunden). Die Flüssigkeit in die trockene Mischung gießen und gut verrühren.
3. Die daraus entstandene Masse auf einem mit Backpapier ausgelegten Backblech verteilen und etwa 20 Minuten im Ofen backen, dabei einmal wenden, damit nichts anbackt. Abkühlen lassen, portionieren und in einem luftdichten Behälter aufbewahren.

Haselnuss-Schokoladen-Granola

ERGIBT INSGESAMT 350 G

40 g Müsliriegel = 4,5 g Ballaststoffe · 7 g Proteine · 205 Kalorien
Zubereitungszeit: 10 Minuten · Kochzeit: 20 Minuten

» 150 g Großblatt-Haferflocken
» 50 g gemischte Samen
» 2 EL Kakao
» 4 EL Erdnuss- oder Samenbutter
» 4 EL Ahornsirup
» 50 g Haselnüsse (grob gehackt)
» 2 EL Flohsamenschalen (optional)
» 2 EL geschroteter Leinsamen
» 2 EL Kokosöl (geschmolzen)

1. Den Backofen auf 180 °C (160 °C Umluft) vorheizen.
2. Alle trockenen Zutaten in einer großen Schüssel vermischen. Kokosöl und Ahornsirup in einem kleinen Topf bei geringer Hitze schmelzen lassen (dauert 10–20 Sekunden). Die Flüssigkeit in die trockene Mischung gießen und gut verrühren.
3. Die daraus entstandene Masse auf einem mit Backpapier ausgelegten Backblech verteilen. Flach drücken. 20 Minuten backen. Abkühlen lassen und dann mit den Händen in Stücke zerbrechen. In einem luftdichten Gefäß aufbewahren, dann bleibt es mindestens eine Woche lang frisch.

Toppings aus 30 plus Pflanzenkost

Sie müssen Ihr hart verdientes Geld nicht für teure Fertig-Toppings ausgeben. Die lassen sich ganz einfach und viel günstiger auch selbst herstellen. Sie müssen zur Herstellung der Toppings lediglich Ihre Lieblingssamen, Nüsse, Kräuter, Gewürze und getrockneten Lebensmittel mixen oder pürieren. Die Toppings können Sie zur Garnierung über Ihre Mahlzeiten streuen. Ich empfehle Ihnen, zwei Topping-Varianten zuzubereiten – eine für herzhafte Gerichte wie Rührei oder Suppen und eine für süße Gerichte wie Joghurt oder Porridge. Bewahren Sie die Toppings in einem luftdichten Behälter auf. Täglich verwendet, fügen Sie Ihren Mahlzeiten ohne viel Aufwand bereits jede Menge der erwünschten 30 verschiedenen Arten von Pflanzenkost und buchstäblich Tausende von Polyphenolen (siehe S. 45) hinzu.

Lassen Sie sich von der folgenden Liste inspirieren (alle Zutaten sind im Internet, in Reformhäusern oder in gut sortierten Supermärkten erhältlich): Leinsamen, Chiasamen, Sonnenblumenkerne, Kürbiskerne, Hanfsamen, Buchweizenflocken, Roggenflocken, Gerstenflocken, rote Linsenflocken, Traubenkernmehl, Mandeln, Cashewnüsse, Haselnüsse, Walnüsse, Zichorien-Inulin, Flohsamenschalen, gepuffte Quinoa, Thymian, Zwiebelpulver, Petersilie, Kurkuma, Kreuzkümmel, Rosmarin, Knoblauchpulver, getrocknete Pilze (etwa Igelstachelbart, Reishi, Chaga, Shiitake, Cordyceps, Maitake, Tremella, Schmetterlingstramete – solche Trockenpilze bekommen Sie als Pulver gemischt oder auch separat im Internet, suchen Sie einfach nach »getrocknete Pilze pulverisiert«), Rote-Bete-Flocken, Karottenflocken, Hefeflocken, Baobab, Sanddornpulver, Kakao-Nibs, Maulbeeren, getrocknete Feigen, Goji-Beeren.

Chia-Beeren-Marmelade

ETWA 6 PORTIONEN

1,5 g Proteine · 4 g Ballaststoffe · 65 Kalorien pro Portion
Kochzeit: 10 Minuten

Dies ist eine köstliche, ballaststoffreiche und zuckerarme Alternative zu Marmelade. Köstlich auf Porridge, als schneller Snack auf Joghurt oder unter Overnight-Oats gerührt.

» 400 g gemischte gefrorene Beeren
» 2 EL Chiasamen
» 2 EL Zitronensaft
» 2 TL Vanillepaste

1. Die Früchte in einem kleinen Topf bei mittlerer bis hoher Hitze unter gelegentlichem Rühren erhitzen, bis sie auftauen und zerfallen.
2. Chiasamen, Vanillepaste und Zitronensaft unterrühren, bis alles gut vermischt ist.
3. Vom Herd nehmen und 5 Minuten abkühlen lassen – die Masse wird beim Abkühlen dickflüssiger. Noch einmal gut umrühren, dann sofort servieren oder in einen verschließbaren Behälter füllen und bis zu einer Woche im Kühlschrank aufbewahren oder bis zu drei Monate einfrieren.

KAPITEL 8

Zum Mittagessen

Mit einem guten Mittagessen vermeiden Sie den berüchtigten nachmittäglichen Hungerast. Mir ist natürlich bewusst, dass viele Berufstätige unter hohem Zeitdruck stehen. Deshalb habe ich all diese Rezepte zum Mittagessen so konzipiert, dass sie in 20 Minuten oder weniger zuzubereiten und verzehrfertig sind. Die Kombination aus vielen Proteinen und Ballaststoffen hält Sie bis zur nächsten Mahlzeit satt, und die Vielfalt der Pflanzenkost sorgt für wichtige Nährstoffe und Abwechslung auf dem Teller. Die bunt gemischten Bowls und Salate im Glas eignen sich hervorragend, um Mahlzeiten im Voraus zuzubereiten, wenn Sie viel unterwegs sind oder etwas Gesundes und Leckeres mit zur Arbeit nehmen möchten.

Die Rezepte im Überblick:

Power-Salat im Glas

3 PORTIONEN

37 g Proteine · 10 g Ballaststoffe · 575 Kalorien (mit Dressing)
Zubereitungszeit: 20 Minuten

Das Mittagessen für die nächsten drei Tage ist gesichert – was will man mehr?! Glauben Sie mir, wenn Sie diese leicht vorzubereitenden Salate einmal probieren, wollen Sie nie wieder etwas anderes essen. Knackig und frisch warten sie im Kühlschrank darauf, verzehrt zu werden. Ich bereite sie gerne in Gläsern zu, damit man die Zutaten sehen kann, aber Sie dürfen natürlich auch andere Behälter verwenden. Die Reihenfolge der Schichten ist das Geheimnis, damit die Zutaten knackig und frisch bleiben. Im Wesentlichen müssen Sie die feuchten Zutaten von den grünen Zutaten fernhalten. Also kommen Salatdressing, gehackte Tomaten, Gurken usw. nach unten und die grünen Zutaten ganz nach oben in das Glas, mit einer Pufferzone aus anderen Zutaten in der Mitte. Solange Sie das Glas aufrecht stehen lassen, bleibt alles knackig und an seinem Platz.

Für das Dressing:
» 3 EL natives Olivenöl extra
» 60 ml (4 EL) weißer oder roter Weinessig
» ½ TL getrockneter Oregano
» 1 TL Dijon-Senf
» 2 Knoblauchzehen, gehackt

Für den Salat:
» 3 × 60 g gekochte Hähnchenbrust, in Stücken oder gehackt
» 3 × 100 g geräucherter Tofu, gewürfelt
» 3 × 50 g vorgekochte Quinoa

» 3 × 50 g Feta, gewürfelt (bei veganer Ernährung weglassen)
» 3 × 70 g Kichererbsen, gut abgespült
» 9 Kirschtomaten, halbiert
» 6 Radieschen, in Scheiben geschnitten
» 15 cm Gurke, gewürfelt
» ½ rote Paprika, gewürfelt
» 1 kleine Karotte, gerieben
» ½ rote Zwiebel, gewürfelt
» 3 große Handvoll Blattgemüse (etwa Rucola, Brunnenkresse, Salatblätter usw.)
» 3 TL gemischte Samen

Dressing:

1. Alle Zutaten für das Dressing in ein kleines Glas mit dicht schließendem Deckel geben. Gut schütteln. Abschmecken und gegebenenfalls nachwürzen. Beiseitestellen.

Salat:

2. Stellen Sie drei Gläser oder andere Behälter bereit und verteilen Sie das Dressing gleichmäßig darauf.
3. Dann geben Sie Tomaten, rote Zwiebeln, Karotten, rote Paprika, Radieschen und Gurken in jedes Glas.
4. Fügen Sie die Kichererbsen und die Quinoa hinzu, dann das Hähnchenfleisch/Tofu und den Feta.
5. Zuletzt ergänzen Sie die grünen Blätter Ihrer Wahl und streuen die Samen darüber.
6. Die Gläser verschließen und im Kühlschrank aufbewahren. Zum Verzehr den Inhalt einfach in eine Schüssel geben. Da sich das Dressing ganz unten befindet, vorher gut schütteln und beim Ausleeren warten, bis alles in der Schüssel gelandet ist.

TIPP: Fügen Sie nach Belieben Oliven, Mais oder Edamame hinzu – lassen Sie Ihrer Kreativität freien Lauf!

Miso-Ramen-Nudeln

3 PORTIONEN

Mit Hähnchen: 37 g Proteine · 9,5 g Ballaststoffe · 584 Kalorien
Mit veganem Hackfleischersatz: 30 g Proteine · 13 g Ballaststoffe · 543 Kalorien
Zubereitungszeit: 15 Minuten · Kochzeit: 20 Minuten

Ich verwende für dieses Rezept gern handgemachte, minimal verarbeitete Nudeln. Mit dem Miso lässt sich ein köstliches fermentiertes Dressing herstellen, das die Nudeln mit einer salzigen Umami-Note überzieht und wunderbar zu dem knackigen Gemüse passt. Ich bevorzuge Glasbehälter, wenn Hitze im Spiel ist (vor dem Verzehr wird heißes Wasser hinzugefügt), damit kein Plastik in das Essen gelangt. Es funktioniert aber auch jeder andere Behälter. Sie sollten nur darauf achten, dass er dicht schließt und auslaufsicher ist, wenn Sie ihn transportieren wollen.

Für das Miso-Dressing:

» 3 EL helle Sojasauce
» 3 EL rote oder braune Misopaste
» 3 EL Erdnussbutter oder Samenbutter
» 3 TL geröstetes Sesamöl

» 3 TL Sojasauce
» 2 Nester getrocknete Eiernudeln oder Soba-Nudeln oder Reisnudeln (glutenfrei)
» 225 g gehacktes Hähnchenfleisch oder 150 g veganes Hackfleisch
» 2 Knoblauchzehen, gehackt
» 15 g frischer Ingwer, gerieben
» 75 g Zuckerschoten, längs halbiert

» 6 Baby-Maiskolben oder 90 g Maiskörner
» 150 g Edamame
» 1 große Karotte, gerieben
» 150 g Rotkohl, geschnitten
» Eine kleine Handvoll frischer Koriander
» 3 TL Sesam (optional)
» 2 Frühlingszwiebeln, in dünne Scheiben geschnitten (optional)
» Chiliflocken (optional)

1. Die Nudeln gemäß der Packungsanweisung kochen, abgießen und mit kaltem Wasser abspülen. Beiseitestellen.
2. Das Öl in einer Pfanne auf mittlerer Stufe erhitzen, das Hähnchenfleisch (oder vegane Hackfleisch) zusammen mit Ingwer und Knoblauch hinzufügen und gut würzen. Dann 5–10 Minuten braten, bis alles schön braun ist. Die Sojasauce hinzufügen und ein paar weitere Minuten braten, bis die gesamte Flüssigkeit aufgenommen wurde.
3. Die Zutaten für das Dressing auf den Boden der drei Gläser geben, alles gut verrühren, dann die Nudeln hineingeben, das Gemüse darauf schichten, die Proteinzutat (Hähnchen oder veganes Hackfleisch) hinzufügen und mit Koriander garnieren. Mit getrockneten Chiliflocken (optional) und den geschnittenen Frühlingszwiebeln (optional) bestreuen. Den Deckel fest verschließen und bis zu vier Tage im Kühlschrank aufbewahren.
4. Vor dem Verzehr das Glas auf Raumtemperatur bringen (dauert etwa 10 Minuten), dann 30 ml (2 EL) kochendes Wasser hinzufügen und gut umrühren oder das Glas schütteln (vorher sicherstellen, dass es wirklich luftdicht verschlossen ist!). Fügen Sie so lange Wasser hinzu, bis die gewünschte Konsistenz erreicht ist. Achten Sie aber darauf, nicht zu viel Wasser hinzuzugeben, da die Sauce sonst wässrig wird. (Als Hinweis: Ich verwende etwa 90 ml, wenn ich diese Sauce selbst zubereite.)

5. Geben Sie alles in eine Schüssel, rühren Sie um, damit sich die Zutaten gut vermischen, und fügen Sie nach Belieben Gewürze hinzu. Streuen Sie 1 TL Sesam darüber, falls Sie Sesam verwenden wollen. Und dann: Guten Appetit!

TIPP: Keine Zeit zum Kochen? Verwenden Sie vorgegartes Hähnchenfleisch oder hochwertigen Tofu, der in kleine Stücke geschnitten auch roh sehr lecker ist. Gekochte Garnelen eignen sich ebenfalls gut als Proteinzutat. Ersetzen Sie das angegebene Gemüse gern auch durch das, was Sie gerade vorrätig haben: Paprikastreifen, Erbsen und Zuckerschoten eignen sich auch gut.

Gemüse-Frittata

2 PORTIONEN

38 g Proteine · 8 g Ballaststoffe · 470 Kalorien
Zubereitungszeit: 10 Minuten · Kochzeit: 15 Minuten

» 4 mittelgroße Eier, etwas verquirlt
» 200 ml Eiklar
» 1 rote Paprika, gewürfelt
» 90 g Kirschtomaten, halbiert
» 50 g Cheddar-Käse, gerieben (oder alternativ Feta)
» 10 Stangen grüner Spargel, gut gewaschen, holzige Enden entfernt, in 5 cm lange Stücke geschnitten
» 35 g Kalamata-Oliven, halbiert
» Sauerteigbrot
» gemischte Salatblätter

1. Etwas Öl in einer mittelgroßen Pfanne erhitzen und die Paprika und den Spargel anbraten, bis sie weich sind (ca. 5–8 Minuten). Die Eier und das Eiklar in einer kleinen Schüssel leicht verquirlen, dann in die Pfanne geben und die Paprika und den Spargel damit bedecken.
2. Die Hitze etwas reduzieren und einige Minuten lang auf der Unterseite garen lassen. Die Frittata vorsichtig an der Seite anheben, um zu sehen, ob die Unterseite schon braun wird. Ist es so weit, die Kirschtomaten und halbierten Oliven darauflegen, den Käse darüberstreuen und unter dem heißen Grill fertig backen. Achten Sie darauf, dass nichts anbrennt.
3. In vier Stücke schneiden. Ich habe zwei Stücke pro Portion berechnet, aber das könnte viel erscheinen – je nachdem, wie hungrig Sie sind! Mit einer Scheibe getoastetem Sauerteigbrot (oder einer glutenfreien Alternative) und einer großen Handvoll gemischter Salatblätter servieren.

TIPP: Dieses Rezept ist perfekt geeignet, die Reste aus Ihrem Kühlschrank zu verarbeiten. Einfach das Gemüse hacken und zu Beginn in die Pfanne geben und durchgaren, danach die Kräuter (frisch oder getrocknet) darüberstreuen, bevor Sie die Frittata dann unter den Grill schieben.

Wenn Sie keinen Käse verwenden möchten, verquirlen Sie ein paar Esslöffel Hefeflocken (weitere Informationen zu dieser famosen proteinreichen, pflanzlichen Zutat finden Sie auf S. 104) mit den Eiern und dem Eiklar, und schon erhalten Sie eine Alternative mit Käsegeschmack, die auch den Protein- und Ballaststoffgehalt erhöht.

Im Kühlschrank mindestens drei Tage haltbar.

Alles über Tofu und Tempeh

Tofu wird durch Gerinnung von Sojamilch und Pressen des Bruchs zu festen Blöcken hergestellt. Er ist reich an Proteinen (17 g pro 100 g) und enthält dazu Ballaststoffe, Isoflavone (siehe S. 32) und Kalzium. Er lässt sich pürieren, braten, kochen oder roh essen. Die Art des verwendeten Tofus hängt vom Rezept ab. Beispielsweise eignet sich fester Tofu am besten für Pfannengerichte und Seidentofu für Smoothies.
Tofu gibt es in verschiedenen Formen, und er wird in der Regel nach seiner Konsistenz kategorisiert. Je mehr Wasser aus ihm herausgepresst wurde, desto fester wird er. Und je fester er wird, desto höher ist sein Proteingehalt.

- **Seidig:** sehr weich, wird oft in Dressings oder Smoothies verwendet, hat den höchsten Wassergehalt und den geringsten Proteingehalt.
- **Fest:** wird häufig in der chinesischen Küche verwendet, mit einer Konsistenz ähnlich wie Feta.
- **Extra fest:** hat einen Großteil des Wassers verloren, lässt sich daher leicht in Würfel schneiden und bleibt beim Kochen fest. Hat den höchsten Proteingehalt aller Tofusorten.

Tempeh ist ein fermentiertes Sojaprodukt mit nussigem Geschmack, das ursprünglich aus Indonesien stammt. Es ist bei Vegetariern sehr beliebt, da es reich an Proteinen (21 g pro 100 g) und Probiotika (lebenden Bakterien) ist und dazu viele Ballaststoffe, B-Vitamine, Isoflavone wie Daidzein und Genistein sowie Kalzium enthält. Tempeh eignet sich – egal, ob zerbröselt, gerieben, in Scheiben geschnitten oder gewürfelt – auch hervorragend als Fleischersatz in Gerichten wie Chili und Bolognese.

Es gibt geräucherten, marinierten und gewürzten Tofu und Tempeh auch in Stücken zu kaufen, die in etwas Öl knusprig angebraten zu Pfannengerichten oder Suppen passen.

Ich glaube, Tofu gilt deshalb oft als fade, weil die Leute ihn nicht richtig zubereiten, marinieren oder kochen. Die folgenden Rezepte sind meine bevorzugten Methoden, um dem Tofu jeweils einen fantastischen Geschmack zu verleihen.

Einfacher knuspriger Tofu

Zubereitungszeit: 30 Minuten · Kochzeit: 25 Minuten

» 1 Block extra fester Tofu
» ½ EL Olivenöl
» 1 EL Sojasauce (oder Tamari-Sauce für die glutenfreie Variante)
» 1 EL Maismehl (Maisstärke) oder 2 EL Hefeflocken

1. Den Backofen auf 200 °C (180 °C Umluft) vorheizen.
2. Für eine optimale Konsistenz den Tofu 20 bis 30 Minuten lang auspressen, indem Sie ihn in ein sauberes Geschirrtuch wickeln und etwas Schweres, beispielsweise ein Schneidebrett, darauflegen. Wenn es schnell gehen muss, drücken Sie den Tofu einfach vorsichtig in einem Küchentuch oder Küchenpapier über dem Spülbecken von Hand aus.
3. Olivenöl und Soja-/Tamari-Sauce in eine mittelgroße Schüssel geben.
4. Den Tofublock in 2,5 cm große Würfel schneiden, in die Schüssel geben und in der Marinade wenden, bis er vollständig mit ihr bedeckt ist. Nun mit Maisstärke (oder Hefeflocken) bestreuen und erneut wenden – dadurch wird der Tofu besonders knusprig.
5. Die Tofuwürfel auf ein mit Backpapier ausgelegtes Backblech legen und im Ofen 20–25 Minuten backen, bis sie braun und an den Rändern knusprig sind.

TIPP: Falls Sie den Tofu einfrieren (und dann auftauen) und anschließend die oben genannten Schritte befolgen, erhalten Sie eine schwammigere, zähere Konsistenz. Probieren Sie zusätzliche oder andere Gewürze aus: Geräucherte Paprika, Knoblauchgranulat, grob gemahlener schwarzer Pfeffer und Sesam eignen sich gut.

Einfaches Tempeh-»Hackfleisch«

Zubereitungszeit: 5 Minuten · Kochzeit: 15 Minuten

» 1 Block Tempeh (225 g)
» 1 EL Olivenöl
» 1 TL Kreuzkümmel
» 1 TL Chilipulver
» 1 TL Paprika
» 1 Knoblauchzehe, gehackt
» 2 EL Tomatenmark
» 1 EL Wasser

1. Den Tempeh-Block mit der größten Lochung einer Kastenreibe reiben. Das Öl in einer Pfanne auf mittlerer Stufe erhitzen und den Tempeh 10 Minuten lang anbraten, bis er braun ist und knusprig wird. Die anderen Zutaten hinzufügen, gut umrühren und weitere 5 Minuten garen lassen. Das Ergebnis ist ein köstliches »Hackfleisch« auf Pflanzenbasis, das für Tacos, Bolognese oder auch als Zutat in Suppen und Salaten geeignet ist.

Vegane Frittata

3 PORTIONEN (à 2 Stück pro Portion)

25 g Proteine · 24 g Ballaststoffe · 350 Kalorien
Zubereitungszeit: 5 Minuten · Kochzeit: 1 Stunde

» 1 rote Paprika, gewürfelt
» 90 g Kirschtomaten, halbiert
» 10 Stangen grüner Spargel, gut gewaschen, holzige Enden entfernt, in 5 cm lange Stücke geschnitten
» 1 Handvoll gemischter Salat zum Garnieren

Frittata-Mischung:
» 450 g Seidentofu, abgetropft
» 60 ml Milch auf pflanzlicher Basis
» 2 gehäufte TL Maisstärke
» 3 EL Hefeflocken
» 1 TL Senf
» 1½ TL getrocknete Kräuter
» ½ TL Knoblauchgranulat oder -pulver
» ¼ TL Kurkuma

1. Ofen auf 200 °C (180 °C Umluft) vorheizen.
2. Alle Zutaten für die Frittata-Masse in einer Küchenmaschine oder einem Mixer vermengen und glatt pürieren. Abschmecken und gegebenenfalls nachwürzen.
3. Etwas Öl in einer mittelgroßen Pfanne erhitzen und die rote Paprika und den Spargel darin anbraten, bis sie weich sind (ca. 5–8 Minuten).
4. Die Tofu-Masse zu dem Gemüse in die Pfanne geben und gut vermengen. Die Tomaten hinzufügen und das Ganze in eine gefettete 23 cm große runde Quiche- oder Springform geben.

5. Die Oberfläche mit der Rückseite eines Spatels oder Löffels glatt streichen und sicherstellen, dass die Ränder gefüllt sind.
6. In den Ofen schieben und 35–45 Minuten backen. Die Frittata sollte sich fest anfühlen. Wird die Oberfläche zu braun, mit Alufolie abdecken. Aus dem Ofen nehmen und mindestens 10 Minuten abkühlen lassen (dadurch wird sie fester). Falls sie beim Anschneiden noch nicht gar aussieht, stellen Sie die einzelnen Stücke nochmals zurück in den Ofen oder zum Fertiggaren in die Mikrowelle.
7. Bei Verwendung einer Quicheform die Ränder der Frittata ablösen, einen Teller darauflegen und vorsichtig umdrehen, sodass die Frittata auf den Teller fällt. In sechs Stücke schneiden und mit einer großen Handvoll gemischtem Salat servieren (zwei pro Person).

TIPP: Im Kühlschrank mindestens drei Tage haltbar.

Reisbowl mit Teriyaki-Hähnchen/Tofu

1 PORTION

Mit Hähnchen: 39 g Proteine · 10 g Ballaststoffe · 590 Kalorien
Mit Tofu: 32,5 g Proteine · 11 g Ballaststoffe · 629 Kalorien
Zubereitungszeit: 10 Minuten · Kochzeit: 15 Minuten

» 2 TL Sesamöl
» 75 g vorgekochter Vollkornreis, durchgewärmt
» 60 g gekochte Edamame
» 1 kleine Karotte, geschält und mit einem Sparschäler in dünne Streifen geschnitten
» 2–3 Radieschen, fein geschnitten
» ¼ Gurke, in Scheiben geschnitten
» 1 TL Sesam zum Garnieren
» 1 Hähnchenbrust (ca. 100 g), in kleine Stücke geschnitten, oder ½ Block fester Tofu (ca. 100 g), in Würfel geschnitten

Zutaten für die Teriyaki-Sauce:
» 2 EL helle Sojasauce
» 1 EL Reisweinessig
» 1 EL Reiswein (oder einfach Wasser)
» ½ EL Honig
» 1 kleine Knoblauchzehe, gehackt
» Eine Prise getrocknete Chiliflocken
» ½ TL frischer Ingwer, gerieben

1. Eine große Pfanne auf hoher Stufe erhitzen.
2. Die Hähnchenbruststücke mit Küchenpapier trocken tupfen.
3. Sesamöl in die Pfanne geben, dann das Hähnchen (oder den Tofu) hinzufügen. Das Hähnchenfleisch (oder den

Tofu) von allen Seiten gut anbraten, dann aus der Pfanne nehmen und beiseitestellen.

4. Die Zutaten für die Teriyaki-Sauce vermischen und in die Pfanne geben.
5. Die Sauce zum Kochen bringen und 1–2 Minuten kochen lassen, bis sie eindickt, dann das Hähnchenfleisch (oder den Tofu) wieder in die Pfanne geben.
6. Anschließend 4–5 Minuten kochen lassen, bis das Hähnchenfleisch gar ist und die Sauce klebrig und alles gleichmäßig damit überzogen ist. Der Tofu braucht wahrscheinlich nicht so lange, er wird nur durcherhitzt und mit der Sauce überzogen. Reis, Edamame, Karotten, Radieschen und Gurken in einer Schüssel anrichten. Mit dem Hähnchenfleisch (oder Tofu) garnieren.
7. Mit Sesam bestreuen und servieren.

TIPP: Verwenden Sie eine gekaufte Teriyaki-Sauce, wenn Ihnen das lieber ist. Oder auch vorgegartes Hähnchenfleisch und fertig marinierten Teriyaki-Tofu.

Blumenkohlsuppe mit Halloumi-Croutons

4 PORTIONEN

27 g Proteine · 12 g Ballaststoffe · 548 Kalorien
Zubereitungszeit: 5 Minuten · Kochzeit: 25 Minuten

- » 1 EL Olivenöl
- » 2 Lauchstangen, in Scheiben geschnitten
- » 2–4 Knoblauchzehen, gehackt
- » 1 TL Currypulver
- » 1 Dose Cannellini-Bohnen, abgetropft und abgespült
- » 2 kleine oder 1 großer Blumenkohlkopf, in Röschen zerlegt
- » 500 ml Gemüsebrühe

Zum Garnieren:

- » 1 Block Halloumi, gewürfelt
- » Eine Prise getrocknete Chiliflocken
- » Eine Prise Dukkah (ägyptische Gewürzmischung)
- » Gehackte frische Kräuter
- » Getoastetes Sauerteigbrot
- » Gemischte Samen (1 EL pro Portion)

1. Das Olivenöl in einem großen Topf erhitzen.
2. Lauch, Currypulver und Knoblauch hinzufügen. Mit einer großzügigen Prise Meersalz und gemahlenem schwarzem Pfeffer würzen. Dann 6–7 Minuten anbraten, bis der Lauch weich ist.
3. Den Blumenkohl hinzufügen und weitere 3 Minuten anbraten. Die Gemüsebrühe und die abgetropften Cannellini-Bohnen hinzufügen. Der Blumenkohl sollte gerade mit Flüssigkeit bedeckt sein – bei Bedarf etwas mehr Brühe oder Wasser hinzufügen.

4. Zum Kochen bringen, dann die Hitze reduzieren und 20 Minuten köcheln lassen. Vom Herd nehmen und mit einem Stabmixer pürieren.
5. Wenn die Suppe fast fertig ist, die Halloumi-Stücke in einer trockenen, heißen Pfanne goldbraun anbraten.
6. Mit Dukkah, Chiliflocken, gehackten frischen Kräutern, Halloumi-Croutons, gemischten Samen und einer Scheibe getoastetem Sauerteigbrot servieren.

TIPP: Für eine vegane Variante den Halloumi durch 2 EL Hefeflocken ersetzen und diese kurz vor dem Servieren unter die Suppe rühren.

TIPP: Im Kühlschrank mindestens drei Tage haltbar.

Eier-Käse-Wrap

1 PORTION

31,5 g Proteine · 6 g Ballaststoffe · 538 Kalorien
Zubereitungszeit: 10 Minuten · Kochzeit: 10 Minuten

» 1 Vollkorn-Wrap
» 20 g geriebener Käse
» 2 Eier + 50 ml Eiklar, etwas verquirlt
» 3 Frühlingszwiebeln, in Scheiben geschnitten
» Eine große Handvoll Rucola
» 6 Kirschtomaten
» ¼ Avocado, in Scheiben geschnitten

1. Etwas Öl in einer kleinen bis mittelgroßen Pfanne (etwa so groß wie Ihr Wrap) erhitzen und die Zwiebeln leicht anbraten.
2. Den geriebenen Käse gleichmäßig über die Pfanne streuen und die Eier sowie das Eiklar hinzufügen.
3. Den Wrap darauflegen und einige Minuten lang erhitzen, bis er goldbraun wird, wenn man darunter schaut.
4. Den Wrap wenden (einen Teller auf den Wrap legen, mit der flachen Hand den Teller festhalten und die Pfanne umdrehen), Rucola, Tomaten und Avocadoscheiben auf eine Hälfte legen, den Wrap dann in der Mitte falten (zu einem Halbkreis) und auf beiden Seiten braten, bis er schön knusprig ist. In zwei Hälften schneiden und sofort essen.

TIPP: Pilze, Paprika, rote Zwiebeln, Oliven und schwarze Bohnen passen ebenfalls gut dazu. Seien Sie kreativ!

Buntes Salat-Allerlei

3 PORTIONEN

Salat allein: 13 g Proteine · 10 g Ballaststoffe · 295 Kalorien
Mit Halloumi: 29,5 g Proteine · 10 g Ballaststoffe · 541 Kalorien
Mit Feta: 22 g Proteine · 10 g Ballaststoffe · 434 Kalorien
Mit Makrele: 27 g Proteine · 10 g Ballaststoffe · 491 Kalorien
Zubereitungszeit: 15 Minuten · Kochzeit: 25 Minuten

» ½ Gurke (ca. 200 g)
» 1 süße rote Spitzpaprika, gewürfelt
» ½ kleine rote Zwiebel, fein gewürfelt
» 1 Dose Kichererbsen, abgetropft und abgespült
» 50 g gekochte Edamame
» 2 EL Kürbiskerne
» 10 schwarze Oliven, halbiert (optional)
» 80 g Granatapfelkerne
» Je eine Handvoll frischer Kräuter: Minze, Petersilie, Schnittlauch – was Ihnen gerade unterkommt

Wählen Sie Ihre Proteinzutat:
» 75 g Halloumi, in 1 cm breite Streifen geschnitten
» 1 kleines gekochtes Makrelenfilet (ohne Haut), in Stücke zerpflückt
» 50 g Feta, zerbröselt

Dressing für 3 Portionen:
» 1 TL Dijon-Senf
» 1 EL Olivenöl
» 1 TL Honig

1. Zum Rösten der Kichererbsen legen Sie diese auf ein Backblech. Mit Küchenpapier trocken tupfen, mit Olivenöl beträufeln, mit etwas Kreuzkümmel bestreuen und bei 200 °C (180 °C Umluft) für 20–25 Minuten im Ofen backen. Schneller geht es, wenn Sie einfach die Kichererbsen direkt aus der Dose verwenden.
2. Die Gurke entkernen (damit der Salat nicht matschig wird) und in Würfel schneiden. Danach mit allen anderen Salatzutaten in eine große Schüssel geben.
3. Alle Zutaten für das Dressing in ein kleines Glas mit Deckel geben und kräftig schütteln, damit sich alles gut vermischt. Nach Geschmack würzen.
4. Der Salat reicht für drei Mittagessen. Teilen Sie ihn auf und bewahren Sie die restlichen Portionen im Kühlschrank auf – ohne Dressing, damit er nicht matschig wird. Für mehr Abwechslung wechseln Sie einfach die Proteinzutat jeden Tag, oder verwenden Sie der Einfachheit (und des Budgets) halber immer dieselbe. Vergessen Sie nicht, das Dressing vor dem Verzehr über den Salat zu träufeln.
5. Wenn Sie Feta oder Makrele verwenden, streuen Sie diese über den Salat und essen Sie ihn sofort.
6. Wenn Sie Halloumi verwenden, erhitzen Sie eine trockene Pfanne, legen Sie den Halloumi hinein und wenden Sie ihn häufig, bis er auf beiden Seiten braun ist.

Grüner Salat im Glas

2 PORTIONEN

Mit Hähnchen: 48 g Proteine · 9,5 g Ballaststoffe · 415 Kalorien
Mit Lachs: 43 g Proteine · 9,5 g Ballaststoffe · 497 Kalorien
Mit Tofu: 36 g Proteine · 11 g Ballaststoffe · 454 Kalorien
Zubereitungszeit: 20 Minuten

Für das Dressing:

» 100 g griechischer Joghurt oder Sojajoghurt (0 %)
» Einige Zweige frische Minze (oder ½ TL getrocknete Minze)
» 1 große Knoblauchzehe, gehackt
» 1 EL Zitronensaft

Für den Salat:

» 2 × 100 g gekochte Hähnchenbrust oder 2 × 125 g gekochtes Lachsfilet – in kleine Stücke zerteilt oder gehackt – oder 150 g gebratene Tofuwürfel (siehe S. 160 für Zubereitungsdetails)
» 2 × 50 g vorgekochte Quinoa (zur Vereinfachung einen Beutel mit verzehrfertiger Quinoa verwenden)
» 2 × 50 g grüne Erbsen, gekocht
» 2 × 50 g Edamame
» ½ Gurke, gewürfelt
» 2 große Handvoll Blattgemüse (etwa Rucola, Brunnenkresse, Salatblätter usw.)

Dressing:

1. Alle Zutaten für das Dressing in einer kleinen Schüssel verquirlen. Abschmecken und gegebenenfalls nachwürzen. Beiseitestellen.

Salat:

2. Zwei Gläser bereitstellen und das Dressing gleichmäßig auf die beiden Gläser verteilen.
3. Erbsen und Gurke schichten, dann die Proteinzutat Ihrer Wahl hinzufügen.
4. Quinoa hinzufügen und mit dem verwendeten Blattgemüse bedecken.
5. Deckel aufsetzen und bis zum Verzehr im Kühlschrank aufbewahren.
6. Zum Verzehr einfach den Inhalt in eine Schüssel geben. Das Dressing befindet sich ganz unten, daher vor dem Umfüllen gut schütteln.

TIPP: Für ein noch einfacheres Dressing einfach vor dem Verzehr etwas Zitronensaft und einen Schuss Essig darüberträufeln. Ideen für weitere Zutaten: Oliven, Mais, Radieschen – seien Sie kreativ!

Pita-Brot mit süßem Halloumi oder gebratenem Tofu

2 PORTIONEN

Halloumi-Variante

VG F

38 g Proteine · 7 g Ballaststoffe · 530 Kalorien
Zubereitungszeit: 10 Minuten · Kochzeit: 10 Minuten

» 2 gehäufte Esslöffel griechischer Joghurt oder Sojajoghurt (0 %)
» Eine kleine Handvoll frischer Kräuter, gehackt (ich verwende Dill, Petersilie und Schnittlauch)
» ½ kleiner Rotkohl, in dünne Scheiben geschnitten
» 1 EL Rotweinessig
» 1 Block fettarmer Halloumi, in 4–6 Scheiben geschnitten
» 1 EL Ahornsirup oder Honig
» ½ TL Chiliflocken
» Eine große Handvoll Salatblätter
» 2 Tomaten, in Scheiben geschnitten
» 2 Vollkorn-Pita-Brote oder glutenfreie Alternative

1. Zuerst den Rotkohl und den Essig in einer kleinen Schüssel vermischen und beiseitestellen.
2. Nun den Joghurt mit den gehackten Kräutern in einer kleinen Schüssel vermischen und beiseitestellen.
3. Dann eine kleine Pfanne auf mittlerer Stufe erhitzen (kein Öl erforderlich) und die Halloumi-Scheiben braten, bis sie auf beiden Seiten braun sind. Den Ahornsirup oder Honig zusammen mit den Chiliflocken in die Pfanne geben und den Halloumi von beiden Seiten damit bestreichen.

4. Die Pita-Brote leicht toasten und der Länge nach aufschneiden. Aufklappen und auf einer Seite mit der Joghurt-Kräuter-Masse bestreichen. Halloumi, Tomaten, Salatblätter und Rotkohl darauflegen (möglicherweise wird nicht alles verbraucht – den Rest für eine andere Mahlzeit aufbewahren). Halbieren und sofort verzehren.

Tofu-Variante

V VG F

34 g Proteine · 14 g Ballaststoffe · 380 Kalorien
Zubereitungszeit: 5 Minuten · Kochzeit: 10 Minuten

» 1 Block fester geräucherter Tofu, in 4–6 Scheiben geschnitten
» 4–6 EL Hefeflocken
» ½ TL Knoblauchgranulat
» ½ kleiner Rotkohl, in dünne Scheiben geschnitten
» 1 EL Rotweinessig
» Eine große Handvoll Salatblätter
» 2 Tomaten, in Scheiben geschnitten
» 2 Vollkorn-Pita-Brote oder glutenfreie Alternative

1. Zuerst den Rotkohl und den Essig in einer kleinen Schüssel vermischen und beiseitestellen.
2. Die Hefeflocken auf einen Teller geben und mit Knoblauchgranulat sowie etwas Salz und Pfeffer nach Geschmack vermengen. Den Tofu in diese Mischung drücken, bis er gleichmäßig davon bedeckt ist.
3. Etwas Olivenöl in einer beschichteten Pfanne erhitzen. Die Tofuscheiben hinzufügen und 3–5 Minuten pro Seite goldbraun und knusprig braten.
4. Die Pita-Brote leicht toasten und der Länge nach aufschneiden. Aufklappen und mit Tofu, Tomaten, Salatblättern und Rotkohl belegen (möglicherweise wird nicht alles verbraucht – den Rest für eine andere Mahlzeit aufbewahren). Halbieren und sofort verzehren.

Brokkoli-Rotkohl-Salat mit Edamame

4 PORTIONEN

28 g Proteine · 16 g Ballaststoffe · 446 Kalorien
Zubereitungszeit: 15 Minuten · Kochzeit: 20 Minuten

Für das Dressing:
- » 2 EL Sojasauce oder Tamari-Sauce (falls es glutenfrei sein soll)
- » 2 TL geröstetes Sesamöl
- » 1 EL Ahornsirup
- » 4 EL Erdnussbutter (oder Tahini oder Samenbutter)
- » 30 ml Wasser

Für den Salat:
- » 300 g Brokkoli, gewaschen und längs halbiert
- » 30 g frische Kräuter, grob gehackt (ich verwende Basilikum und Koriander, aber es eignen sich alle Kräuter)
- » 4 Frühlingszwiebeln, fein geschnitten (optional)
- » 300 g gefrorene oder frische Edamame
- » 100 g Rotkohl, fein geschnitten
- » 2 TL Sesam oder andere Samen (optional)
- » 2 Dosen Cannellini-Bohnen, abgetropft, abgespült und trocken getupft
- » Saft von 1 Limette
- » 1 TL geräucherte Paprika

1. Den Backofen auf 200 °C (180 °C Umluft) vorheizen.
2. Die Bohnen in einer großen Auflaufform verteilen, mit etwas Olivenöl, Paprika, Salz und schwarzem Pfeffer bestreuen. Dann 10–15 Minuten im Backofen backen (nach der Hälfte der Zeit gut vermischen, damit sie gleichmäßig garen), bis sie an den Rändern knusprig sind.

3. In der Zwischenzeit einen Topf mit Wasser zum Kochen bringen und den Brokkoli und die Edamame hinzufügen. Das Gemüse 3 Minuten kochen lassen, dann abgießen und unter kaltem Wasser abspülen. Mit einem Papiertuch oder einem sauberen Geschirrtuch trocken tupfen und beiseitestellen. Je trockener das Gemüse ist, desto besser haftet später das Dressing.
4. Alle Zutaten für das Dressing glatt rühren. Falls nötig zur Verdünnung nach und nach warmes Wasser hinzufügen. Dann probieren und nach Bedarf abschmecken.
5. Das Gemüse, die Kräuter und die Cannellini-Bohnen in einer großen Schüssel vermengen und danach in vier Portionen aufteilen. Das Dressing darüberträufeln und mit den Frühlingszwiebeln und Sesamsamen garnieren. Falls Sie den Salat im Voraus für später zubereiten wollen, geben Sie das Dressing erst kurz vor dem Verzehr hinzu, damit der Salat nicht matschig wird.

TIPP: Ist die Zeit knapp, überspringen Sie das Kochen der Cannellini-Bohnen, sie sind genauso gut direkt aus der Dose genießbar. Sie dürfen das Gemüse auch durch andere Zutaten aus Ihrem Kühlschrank ersetzen und statt der Bohnen Butterbohnen, Kichererbsen oder weiße Bohnen verwenden. Dieses Rezept eignet sich gut für die Lunchbox, achten Sie nur darauf, das Dressing separat aufzubewahren.

Bagel al gusto

1 PORTION

Wählen Sie eine der drei folgenden Varianten nach Ihrem Geschmack aus. Anstelle des Bagels eignen sich auch Pita-Brot, getoastetes Sauerteigbrot, Vollkornwrap oder andere Brotprodukte, die Sie mögen. Mit einem der Salatrezepte auf S. 260–262 als Beilage steigern Sie ganz einfach den Ballaststoffgehalt.

Bagel mit warmer Makrele und Frischkäse (F)

27 g Proteine · 7 g Ballaststoffe · 470 Kalorien
Zubereitungszeit: 5 Minuten · Kochzeit: 10 Minuten

- 1 vorgegartes Makrelenfilet
- 1 Protein-Bagel
- Salatideen: ein paar Scheiben rote Zwiebel, Gurke und Tomaten, etwas geriebene Karotte, frische Kräuter wie Petersilie und/oder Schnittlauch
- 30 g fettarmer Frischkäse
- Eine halbe Zitrone

1. Die Makrele in einer Pfanne (ohne Öl) oder unter dem Grill erhitzen und nach ein paar Minuten wenden, damit sie gleichmäßig heiß wird. Vom Herd nehmen, die Haut entfernen und das Makrelenfleisch mit einer Gabel zerpflücken.
2. Den Bagel leicht toasten, den Frischkäse auf beiden Seiten verstreichen und mit dem Makrelenfleisch und den Salatzutaten belegen. Mit schwarzem Pfeffer würzen und mit Zitronensaft beträufeln. Halbieren und genießen.

Bagel mit Avocado und Tofu-Rührei

(V) (VG) (F)

29 g Proteine · 8,5 g Ballaststoffe · 450 Kalorien
Zubereitungszeit: 10 Minuten · Kochzeit: 10 Minuten

» 1 Protein-Bagel
» 100 g extra fester Räuchertofu, mit den Händen zerbröselt
» 1 EL Hefeflocken
» ½ TL Knoblauchgranulat
» ¼ TL Kurkuma
» ½ Avocado
» Eine Handvoll Rucola
» 1 mittelgroße Tomate, in dicke Scheiben geschnitten
» 1 Frühlingszwiebel, fein geschnitten
» Eine kleine Handvoll frischer Kräuter, grob gehackt (ich verwende Petersilie, Minze und Basilikum)

1. Die Avocado mit der Frühlingszwiebel, den Kräutern, Salz und Pfeffer in einer kleinen Schüssel zerdrücken.
2. Etwas Öl in eine kleine Pfanne geben, auf mittlerer Stufe erhitzen und den zerbröselten Tofu, reichlich Salz und Pfeffer, Hefeflocken und Gewürze hinzufügen. Unter häufigem Rühren etwa 10 Minuten lang anbraten.
3. Beide Hälften des Bagels toasten und die Avocadomasse auf die untere Hälfte streichen. Tofu, Tomatenscheiben und Rucola darauf verteilen. Mit der anderen Bagelhälfte bedecken, halbieren und genießen.

Bagel mit Sriracha-Rührei

VG F

32 g Proteine · 6 g Ballaststoffe · 425 Kalorien
Zubereitungszeit: 5 Minuten · Kochzeit: 10 Minuten

- 1 Protein-Bagel
- 2 Eier, aufgeschlagen und leicht verquirlt
- 100 ml Eiklar
- ¼ Avocado
- 1 Frühlingszwiebel, in dünne Scheiben geschnitten
- Einige Tomatenscheiben
- Einige frische Spinatblätter
- 1 TL Sriracha-Sauce (optional)

1. Die Eier mit dem Eiklar in einer kleinen Schüssel vermischen und gut mit Salz und Pfeffer würzen.
2. Eine beschichtete Pfanne mit etwas Olivenöl erhitzen und die Frühlingszwiebeln darin weich dünsten.
3. Die Eier hinzufügen und alles zu einem Rührei mit der gewünschten Konsistenz verrühren, dabei ganz zum Schluss die Sriracha-Sauce hinzufügen (falls verwendet).
4. In der Zwischenzeit den Bagel toasten. Die untere Hälfte mit Avocado bestreichen, dann mit Spinat und Tomaten belegen, das Rührei darauf verteilen und mit der oberen Bagelhälfte bedecken. Halbieren und genießen.

Super-Bowl

1 PORTION

25–30 g Proteine · 10,5 g Ballaststoffe · 500–650 Kalorien
(je nach Auswahl der Zutaten)
Zubereitungszeit: 10 Minuten · Kochzeit: 10 Minuten

» 50 g vorgekochter Vollkornreis aus dem Beutel
» 50 g gefrorene Edamame oder Erbsen
» Eine große Handvoll gemischte grüne Blätter
» ¼ Avocado, in Scheiben geschnitten
» 1 TL Sesam (oder gemischte Samen)
» 1 mittelgroße Karotte, geschält und gerieben
» 1 Frühlingszwiebel, in Scheiben geschnitten
» 2 Radieschen, in dünne Scheiben geschnitten
» Limettenschnitz zum Garnieren
» Eine Prise Chiliflocken (optional)

Wählen Sie Ihre Proteinzutat:
» 100 g gekochtes Lachsfilet oder Makrele, zerkleinert / ein halber Block fester Tofu, gewürfelt und knusprig gebraten / 100 g gekochte Garnelen / 2–3 hart gekochte Eier, geviertelt

Für das Dressing:
» 2 EL Sojasauce
» 1 EL Sesamöl
» 1 TL Limettensaft
» 1 TL Honig oder Ahornsirup

1. Alle Zutaten für das Dressing in eine kleine Schüssel geben und gut verquirlen. Beiseitestellen.
2. Die Edamame oder Erbsen in einen kleinen Topf geben und mit kochendem Wasser bedecken. Zum Kochen brin-

gen und 2–5 Minuten köcheln lassen, bis sie gar sind. Abgießen.

3. Alle Zutaten in einer Schüssel anrichten und dabei darauf achten, dass die Proteinzutat Ihrer Wahl enthalten ist. Die Samen und Chiliflocken (falls verwendet) darüberstreuen und das Dressing darüberträufeln. Falls Sie die Bowl auf Vorrat zubereiten, sollten Sie das Dressing bis zum Verzehr separat aufbewahren.

Chicken & Beans-Toast

(F)

2 PORTIONEN

50 g Proteine · 12 g Ballaststoffe · 518 Kalorien
Zubereitungszeit: 10 Minuten · Kochzeit: 15 Minuten

» 1 TL Olivenöl
» 1 kleine rote Zwiebel, fein gehackt
» 1 Knoblauchzehe, gehackt
» 1 TL geräuchertes Paprikapulver
» 1 Dose (400 g) weiße Bohnen, abgetropft
» 350 g pürierte Tomaten
» 1 EL Worcestershiresauce (optional)
» 2 Scheiben Sauerteigbrot, getoastet
» 1 kleine Hähnchenbrust, fertig gebraten und zerkleinert
» 2 großzügige Handvoll gemischter Salatblätter

1. Das Öl in einer beschichteten Pfanne erhitzen. Die Zwiebeln hineingeben und 3–4 Minuten anschwitzen, bis sie glasig sind. Dann Knoblauch und Paprikapulver hinzufügen und gut umrühren.
2. Bohnen, pürierte Tomaten und Worcestershiresauce (falls verwendet) hinzufügen. Gut würzen und das Ganze leicht siedend aufkochen. Weitere 5 Minuten kochen, bis die Sauce eindickt, dabei regelmäßig umrühren, damit sie nicht anbrennt.
3. Sauerteigbrot toasten, Bohnen darauf verteilen, mit dem zerkleinerten Hähnchenfleisch belegen und mit einem großen gemischten grünen Salat servieren.

Griechischer Salat

2 PORTIONEN

43 g Proteine · 9 g Ballaststoffe · 435 Kalorien
Zubereitungszeit: 15 Minuten

- 2 große Handvoll Rucola
- ½ Gurke, gewürfelt
- 400 g Kirschtomaten, geviertelt
- 2 Handvoll schwarze Oliven
- 2 EL gehackter Dill (oder andere frische Kräuter)
- 1 TL getrockneter Oregano
- ½ kleine rote Zwiebel, fein gewürfelt
- 100 g Fetakäse

Proteine nach Wahl:

- 100 g gegartes Hähnchenfleisch, Thunfisch, Tempeh, Halloumi oder Lachs pro Portion

Für das Dressing:

- 2 gehäufte EL griechischer Joghurt
- 1 gehäufter TL Senf
- 1 TL Balsamicoessig
- 1 TL Honig

1. Die Zutaten für das Dressing in einer kleinen Schüssel gut vermischen. Die Salatzutaten in eine separate Schüssel geben und vermengen.
2. Falls Sie den Salat sofort essen möchten, geben Sie das Dressing in die Salatschüssel und vermengen Sie alles gut. Geben Sie die Proteinzutat Ihrer Wahl darüber. Für eine spätere Mahlzeit bewahren Sie das Dressing separat im Kühlschrank auf, damit der Salat nicht matschig wird.

Express-Salat mit Erbsen und grünen Bohnen

2 PORTIONEN

29,2 g Proteine · 13,5 g Ballaststoffe · 409 Kalorien
Zubereitungszeit: 5 Minuten · Kochzeit: 12 Minuten

» 160 g grüne Bohnen
» 160 g tiefgekühlte Erbsen
» 160 g tiefgekühlte Edamame
» 160 g Kirschtomaten, halbiert
» 4 Frühlingszwiebeln, fein geschnitten
» 2 mittelgroße Eier

Für das Dressing:
» Eine halbe Zitrone
» Rot-/Weißweinessig
» 1 rote Chilischote, fein geschnitten (optional)
» 2 EL natives Olivenöl extra

1. Die Eier so lange kochen, bis die gewünschte Konsistenz erreicht ist (6–12 Minuten). In der Zwischenzeit die grünen Bohnen 2 Minuten lang in kochendem Wasser blanchieren, bis sie weich sind.
2. Erbsen und Edamame für ein paar Minuten hinzufügen, bis sie gar sind. Abgießen und in zwei Schüsseln geben. Zum sofortigen Verzehr das Dressing hinzufügen und nach Geschmack würzen. (Falls Sie den Salat auf Vorrat zubereiten, bewahren Sie das Dressing separat auf.)
3. Die Eier schälen, halbieren und auf den Salat legen.

Ofen-Süßkartoffel mit Rindfleisch-Chili

(F)

2 PORTIONEN

34 g Proteine · 14 g Ballaststoffe · 560 Kalorien
Zubereitungszeit: 10 Minuten · Kochzeit: 40 Minuten

» 2 große (250 g) Süßkartoffeln
» 2 Knoblauchzehen, gehackt
» 1 rote Zwiebel, gewürfelt
» 200 g rohes, mageres Rinderhackfleisch
» 1 rote Paprika, gehackt
» 1 TL geräuchertes Paprikapulver
» ½ TL Chilipulver
» 2 EL Tomatenmark
» 100 g pürierte Tomaten
» Knoblauchgranulat

Für die Garnierung:
» 40 g geriebener Käse
» 20 g griechischer Joghurt (0 %) oder Sojajoghurt
» 2 Frühlingszwiebeln, fein geschnitten

1. Den Backofen auf 200 °C (180 °C Umluft) vorheizen.
2. Die Kartoffeln mit Öl bestreichen und mit einer Gabel mehrmals einstechen. Mit Salz und Pfeffer würzen und im Ofen 30–40 Minuten backen, bis sie durchgehend weich sind.
3. In der Zwischenzeit etwas Öl in eine Pfanne geben und die Zwiebel, die rote Paprika und den Knoblauch 3–4 Minuten anbraten. Das Rindfleisch hinzufügen und 10 Minuten braten, bis es braun ist. Paprika, Knoblauchgranulat, Chili, Tomatenmark und pürierte Tomaten hinzufügen. Aufkochen und weitere 10 Minuten köcheln lassen.

4. Kartoffeln halbieren und gleichmäßig mit dem Rindfleisch-Chili füllen. Mit Käse und Joghurt, geschnittenen Frühlingszwiebeln und reichlich gemahlenem schwarzem Pfeffer garnieren.

Garnelen-Tacos

4 PORTIONEN

29 g Proteine · 12,5 g Ballaststoffe · 434 Kalorien
Zubereitungszeit: 15 Minuten · Kochzeit: 10 Minuten

- 350 g rohe Garnelen
- 1 Dose Kichererbsen, abgetropft und abgespült
- 1 rote Zwiebel, fein geschnitten
- 2 Knoblauchzehen, gehackt
- 100 g Rotkohl, sehr fein geschnitten
- 150 g Kirschtomaten, geviertelt
- 1 mittelgroße Avocado, fein geschnitten
- ½ Gurke, gewürfelt
- 4 Vollkorn-Tortillas
- 2 TL Harissa-Paste
- 2 TL Ahornsirup
- 2 Limetten
- Eine Handvoll frischer Koriander oder Petersilie zum Garnieren
- 4 EL griechischer Joghurt (0 %)

1. Rotkohl und rote Zwiebel mit dem Saft einer Limette und etwas Salz in eine kleine Schüssel geben. Vermengen und beiseitestellen.
2. Garnelen, Knoblauch, Kichererbsen, Harissa-Paste und Ahornsirup in eine mittelgroße Schüssel geben, mit gemahlenem Pfeffer würzen und gut vermengen.
3. Eine beschichtete Pfanne mit etwas Öl erhitzen und die Garnelen-Kichererbsen-Mischung 3–4 Minuten braten, bis sich die Garnelen zu einer C-Form rollen und rosa verfärben.
4. Die Tortillas in einer trockenen Pfanne erwärmen, dann mit Garnelen, roten Zwiebeln, Tomaten, Gurken, Avocado,

einer Prise frischer Kräuter, einem Klecks Joghurt und einem guten Spritzer Limettensaft belegen.

TIPP: Die Garnelen-Kichererbsen-Mischung hält sich im Kühlschrank zwei Tage lang für zukünftige Mittagessen, falls Sie nicht alles auf einmal essen möchten. Einfach aufwärmen und die Tacos wie zuvor zusammenstellen.

Gemüsereis mit gebratenem Lachs und Bohnen

4 PORTIONEN

31 g Proteine · 8 g Ballaststoffe · 490 Kalorien
Zubereitungszeit: 10 Minuten · Kochzeit: 15 Minuten

- 4 × 125 g Lachsfilets
- 2 TL Paprika
- 2 TL Knoblauchgranulat
- 250 g vorgekochter Vollkornreis (ich verwende Reis im Beutel)
- 150 g grüne Bohnen, Enden abgeschnitten
- 150 g Edamame
- 2 Karotten, mit einem Schäler in feine Streifen geschnitten
- 100 g Radieschen, in dünne Scheiben geschnitten
- 1 EL Olivenöl

1. Den Backofen auf 200 °C (180 °C Umluft) vorheizen und ein Backblech mit Backpapier auslegen.
2. In einer kleinen Schüssel die Gewürzmischung für den Lachs zubereiten: Paprika, Knoblauchgranulat, Salz und Pfeffer vermischen. Auf einen kleinen Teller geben und gleichmäßig verteilen.
3. Ein Lachsfilet mit der Hautseite nach oben auf den Teller mit der Gewürzmischung legen und das Filet wenden, bis die Oberseite und die beiden Seiten davon bedeckt sind. In eine große Auflaufform legen (mit der Hautseite nach unten) und den Vorgang für die restlichen drei Filets wiederholen. Dabei nur die eine Seite der Auflaufform verwenden, da die andere Seite für die grünen Bohnen benötigt wird.
4. Nachdem der Lachs gewürzt ist, die grünen Bohnen ebenfalls in die Auflaufform geben. Die Bohnen mit Olivenöl

beträufeln, mit Salz und Pfeffer würzen und gut vermengen.

5. Das Ganze etwa 15 Minuten lang im Ofen backen oder bis der Lachs gar ist. Die Auflaufform aus dem Ofen nehmen und den Lachs samt Bohnen vollständig abkühlen lassen.
6. Den Reis, den Lachs, die Edamame, die Karotten, die Radieschen und die grünen Bohnen gleichmäßig auf vier Behälter verteilen. Im Kühlschrank ist alles bis zu vier Tage haltbar (kann sowohl kalt als auch aufgewärmt gegessen werden).

Quinoa-Buddha-Bowl mit Hähnchen und Brokkoli

2 PORTIONEN

28 g Proteine · 8 g Ballaststoffe · 480 Kalorien
Zubereitungszeit: 10 Minuten · Kochzeit: 25 Minuten

» 2 kleine (100 g) rohe Hähnchenbrustfilets
» 200 g Brokkoli
» 250 g gekochte Quinoa (ich habe vorgekochte Quinoa verwendet)
» Eine große Handvoll frischer Kräuter: etwa Koriander, Minze, Schnittlauch, Petersilie

Dressing:
» 1 EL Misopaste
» 30 g geriebener Ingwer
» 1 EL Sesamöl
» 1 EL Olivenöl
» Saft von 1 Limette

1. Den Backofen auf 200 °C (180 °C Umluft) vorheizen.
2. Die Hähnchenbrust würzen, mit Öl beträufeln, in eine Auflaufform legen und 25 Minuten im Ofen garen.
3. In der Zwischenzeit alle Zutaten für das Dressing in einer kleinen Schüssel vermischen und den Brokkoli 5 Minuten lang dämpfen, bis er al dente ist. Die Quinoa in einem Topf erhitzen (dauert etwa eine Minute).
4. Den gedämpften Brokkoli auf ein Schneidebrett legen, dann die frischen Kräuter (einige für das Garnieren zurückbehalten) und die Hähnchenbrust darauflegen. Mit einem großen Messer alles grob in kleine, mundgerechte Stücke schneiden. Nach dem Schneiden alles in eine große Schüssel geben, die Quinoa hinzufügen und das Dressing

darüberträufeln. Gut vermengen, in zwei Portionen teilen und in Schüsseln servieren. Mit den restlichen frischen Kräutern bestreuen.

TIPP: Falls Sie die Mahlzeit auf Vorrat zubereiten, bewahren Sie das Dressing bis zum Verzehr separat auf.

Pita-Brot mit Thunfisch-Salat

1 PORTION

36 g Proteine · 9 g Ballaststoffe · 360 Kalorien
Zubereitungszeit: 10 Minuten · Kochzeit: 5 Minuten

» 1 mittelgroße Vollkorn-Pita
» 145 g Thunfisch im eigenen Saft aus der Dose, abgetropft und zerpflückt
» 2 EL griechischer Joghurt oder Sojajoghurt (0 %)
» 1 TL Dijon-Senf
» 1 EL Rotweinessig (oder Zitronensaft)
» 1 TL getrockneter Dill (oder andere getrocknete Kräuter)
» 100 g Römersalat, fein gehackt
» 6 Kirschtomaten, geviertelt
» 1 Stange Sellerie, in dünne Scheiben geschnitten
» 2 EL rote Zwiebel, in dünne Scheiben geschnitten
» 2 EL frische Petersilie, fein gehackt

1. Joghurt, Dijon-Senf, Rotweinessig und getrockneten Dill in eine mittelgroße Schüssel geben, gut mit Salz und Pfeffer würzen und vermischen.
2. Salat, Thunfisch, Tomaten, Sellerie, rote Zwiebel und Petersilie in dieselbe Schüssel geben und gut mit dem Dressing vermengen. Abschmecken und bei Bedarf mit Salz und Pfeffer nachwürzen.
3. Das Pita-Brot leicht toasten und halbieren. Jede Hälfte mit dem Thunfisch-Salat bedecken und hinterher gleich essen, solange das Pita-Brot noch warm ist.

Blitzschnelle Brokkoli-Pasta

(V) (VG) (F)

2 PORTIONEN

27,5 g Proteine · 9 g Ballaststoffe · 495 Kalorien
Zubereitungszeit: 10 Minuten · Kochzeit: 15 Minuten

» 200 g High-Protein-Pasta (Ideen dazu finden Sie auf S. 42)
» 250 g Brokkoli, in kleine Röschen geschnitten
» Eine große Handvoll frisches Basilikum oder Petersilie (oder halb und halb)
» 45 ml (3 EL) natives Olivenöl extra
» 2 EL geriebener Parmesankäse (oder Hefeflocken)
» 2 EL Zitronensaft
» 2 Knoblauchzehen, halbiert

Zum Garnieren:
» 2 EL geröstete Pinienkerne
» Getrocknete Chiliflocken
» 2 EL zusätzlicher Parmesan
» Gemischter Salat

1. Eine große Schüssel mit Wasser und etwas Eis füllen.
2. Einen Topf mit Wasser zum Kochen bringen und den Brokkoli 2 Minuten blanchieren. Den Brokkoli abgießen und in die Schüssel mit Eiswasser tauchen. Abtropfen lassen und trocken tupfen.
3. Brokkoli, Kräuter, Olivenöl, Käse (oder Hefeflocken), Zitronensaft und Knoblauch in eine Küchenmaschine geben und pürieren, bis sich eine Paste gebildet hat. Abschmecken und bei Bedarf mit Salz und Pfeffer würzen.
4. Die Nudeln gemäß der Anleitung kochen. Nach dem Kochen abgießen (eine halbe Tasse Nudelwasser aufbewahren), zurück in den Topf geben und die Brokkoli-

Sauce unterrühren. Zum Verdünnen der Sauce nach und nach jeweils einen Esslöffel Nudelwasser hinzufügen, bis die gewünschte Konsistenz erreicht ist. Mit gerösteten Pinienkernen, Chiliflocken und zusätzlichem Käse sowie einer großzügigen Portion gemischtem Salat servieren.

KAPITEL 9

Zum Abendessen

Von schnellen 15-Minuten-Gerichten bis hin zu Festessen am Wochenende habe ich Ihnen hier eine große Auswahl zusammengestellt. Wie alle meine Rezepte sind auch diese farbenfroh, sättigend und köstlich komponiert. Freuen Sie sich auf Pasta, Fajitas, Dals und Aufläufe, deren Portionen sich je nach Anzahl der Personen, für die Sie kochen, verdoppeln oder halbieren lassen.

Die Rezepte im Überblick:

Erbsen-Mais-Puffer

4 PORTIONEN

28 g Proteine · 13 g Ballaststoffe · 550 Kalorien
(pro 3 Puffer)
Zubereitungszeit 20 Minuten · Kochzeit 20 Minuten

» 300 g fettarmer Hüttenkäse
» 200 g tiefgefrorene Erbsen
» 200 g Mais
» 4 Frühlingszwiebeln, fein gehackt
» 100 g Mehl (ich habe Vollkornmehl verwendet, aber glutenfreies Allzweckmehl oder Kichererbsenmehl eignen sich ebenfalls)
» 2 Eier (plus ein zusätzliches Ei pro Person zum Garnieren)
» 60 g frische Kräuter, fein gehackt (etwa Minze, Basilikum, Schnittlauch, Petersilie)
» 1 Avocado, in Scheiben geschnitten
» 4 Handvoll gemischter Blattsalat
» 1 TL Knoblauchgranulat (optional)

1. Huttenkäse und Eier in einen Mixer geben und glatt pürieren, dann ¾ der Erbsen hinzufügen und kurz mixen, bis alles gut verrührt ist.
2. Die Masse in eine Schüssel geben und Mehl, restliche Erbsen und Mais unterrühren. Großzügig mit Salz und Pfeffer würzen. Kräuter unterrühren. Ist die Masse zu dickflüssig, etwas Wasser (25–50 ml) hinzufügen.
3. Im Anschluss 10 Minuten ruhen lassen (oder über Nacht im Kühlschrank lagern, wenn Sie die Mahlzeit im Voraus zubereiten).
4. Danach etwas Öl in einer Pfanne erhitzen und aus jeweils einem gehäuften Esslöffel der Masse die Puffer formen.

5. Die Puffer auf jeder Seite etwa 5 Minuten im Öl ausbacken, bis sie schön braun sind. Die fertigen Puffer beiseitestellen und warm halten, bis alle fertig gebacken sind.
6. Nun die zusätzlichen Eier 6–10 Minuten lang kochen, je nachdem, wie hart oder weich sie werden sollen.
7. Pro Person 3 Puffer mit einem Ei, ¼ einer in Scheiben geschnittenen Avocado und einem großen gemischten Blattsalat servieren. Alternativ lässt sich das Ei auch durch 100 g vorgegartes Makrelenfilet, durch veganes Rührei aus ⅓ eines Blocks Tofu, durch 75 g gedämpfte Edamame, durch 3 EL Hummus oder durch 3 EL Kichererbsen aus der Dose ersetzen.

Vegane Tofu-Zucchini-Puffer

ERGIBT 16 PUFFER

29 g Proteine · 10 g Ballaststoffe · 525 Kalorien
(pro Portion mit 4 Puffern)
Zubereitungszeit: 15 Minuten · Kochzeit: 20 Minuten

» 2 Blöcke fester Tofu, in kleine Stücke zerbröselt
» 2 mittelgroße Zucchini (je ca. 160 g), gerieben
» 2 kleine Karotten (je ca. 30 g), gerieben
» 8 Frühlingszwiebeln, fein gehackt
» 4 Knoblauchzehen, gehackt, oder 2 TL Knoblauchgranulat
» 100 g Vollkornmehl
» 30 g frische Petersilie, fein gehackt
» 30 g frischer Koriander, fein gehackt
» 2 TL Kreuzkümmel
» 2 TL Koriander
» 1 TL Kurkuma
» 1 TL Garam Masala

» 1 Avocado, in Scheiben geschnitten
» 4 Handvoll gemischter Blattsalat
» 4 gehäufte EL (je ca. 60 g) Hummus

1. Mit einem sauberen Geschirrtuch so viel Wasser wie möglich aus dem Tofu und der Zucchini herausdrücken und beides in eine große Rührschüssel geben.
2. Die übrigen Zutaten hinzufügen, nach Geschmack würzen und alles gut vermengen. Die Masse mit den Händen gründlich durchkneten (das kann einige Minuten dauern), bis sich daraus halbwegs feste Puffer formen lassen.
3. Danach aus ungefähr je einem gehäuften Esslöffel der Masse 16 Puffer formen. Diese beim Formen fest zusammendrücken, damit sie stabil bleiben und nicht auseinan-

derfallen. Etwas Öl in einer Pfanne auf mittlerer Stufe erhitzen und die Puffer einige Minuten lang von beiden Seiten anbraten, bis sie goldbraun und innen heiß sind.

4. Pro Person 4 Puffer mit ¼ Avocado, einem gehäuften Esslöffel Hummus und einem großen gemischten Blattsalat servieren.

Quinoa-Bowl mit Süßkartoffeln und Cannellini-Bohnen

2 PORTIONEN

33 g Proteine · 16 g Ballaststoffe · 580 Kalorien
Zubereitungszeit: 20 Minuten · Kochzeit: 30 Minuten

» 1 Dose Cannellini-Bohnen, abgetropft und abgespült
» 1 Beutel vorgekochte Quinoa
» 1 mittelgroße Süßkartoffel (ca. 130 g), geschält und in kleine Stücke geschnitten
» 125 g Edamame
» 60 g gehacktes grünes Blattgemüse (etwa Spinat, Salat, Brunnenkresse, Rucola oder eine Mischung)
» Eine sehr große Handvoll (insgesamt ca. 60 g) gemischte frische Kräuter: etwa Minze, Dill, Petersilie, Koriander, Schnittlauch
» 60 g Feta
» 4 EL gehackte Nüsse oder Samen (ich habe Pistazien verwendet)
» Je 1 TL geräucherte Paprika, Knoblauchgranulat, Kreuzkümmel

Für das Dressing:
» 100 g griechischer Joghurt oder Sojajoghurt (0 %)
» 1 gehackte Knoblauchzehe
» 2 EL Tahini
» 3 EL Weißweinessig
» 2–4 EL Wasser

1. Den Backofen auf 200 °C (180 °C Umluft) vorheizen.
2. Süßkartoffelstücke und Cannellini-Bohnen auf ein Backblech geben, die Gewürze darüberstreuen und mit etwas Olivenöl gut vermischen (ich benutze dazu meine Hände), bis alles vollständig mit Öl benetzt und das Blech gleichmäßig bedeckt ist. Für 20–30 Minuten in den vorgeheizten Backofen geben, bis die Süßkartoffeln an den Rändern goldbraun und knusprig sind.
3. Quinoa in einem kleinen Topf etwa eine Minute lang erhitzen.
4. Alle Zutaten für das Dressing sowie Salz und Pfeffer in eine kleine Schüssel geben und vermischen. Nach und nach Wasser hinzufügen, bis die gewünschte Konsistenz erreicht ist.
5. Süßkartoffeln und Bohnen in eine große Servierschüssel geben und alle anderen Zutaten darauf schichten. Das Dressing darüberträufeln und alles gut vermengen.

Reisbowl mit Wok-Gemüse und Satay-Sauce

2 PORTIONEN

Mit Hähnchen: 57 g Proteine · 11 g Ballaststoffe · 610 Kalorien
Mit Tofu/Tempeh: 44 g Proteine · 14 g Ballaststoffe · 600 Kalorien
Zubereitungszeit: 15 Minuten · Kochzeit: 15 Minuten

» 2 TL geröstetes Sesamöl
» 1 Beutel (250 g) vorgekochter Vollkornreis (entspricht 100 g ungekochtem)
» 2 Hähnchenbrustfilets, in dünne Scheiben geschnitten, oder 160 g marinierter Tofu oder Tempeh in Stücken
» 1 EL Sojasauce (oder Tamari-Sauce, wenn es glutenfrei sein soll)
» 1 rote Zwiebel, in dünne Scheiben geschnitten
» 80 g gefrorene oder frische Edamame
» 2 große Knoblauchzehen, gehackt
» 120 g Zuckerschoten, längs halbiert
» 1 rote Paprika, in dünne Streifen geschnitten
» 150 g Brokkoli, längs halbiert
» 30 g gesalzene Erdnüsse (oder 20 g Sesam)
» 1 Frühlingszwiebel, in dünne Scheiben geschnitten, zum Garnieren

Für die Satay-Sauce:
» 1 EL Erdnussbutter (oder Tahini oder Samenbutter)
» 1 EL Sojasauce
» 1 TL Sriracha-Sauce oder eine Prise getrocknete rote Chiliflocken (optional)
» 1 TL Reisessig
» Saft einer ½ Limette
» 1 TL Ahornsirup oder Honig

1. Alle Zutaten für die Sauce in einer kleinen Schüssel vermischen (bei zu dickflüssiger Konsistenz etwas warmes Wasser hinzufügen) und beiseitestellen.
2. Anschließend 1 TL Sesamöl in einem Wok oder einer großen Pfanne erhitzen. Die Proteinzutat Ihrer Wahl zusammen mit etwas Sojasauce hinzufügen und kurz anbraten, bis sie gar ist. In eine Schüssel geben und beiseitestellen.
3. Das restliche Öl in die Pfanne geben und die rote Zwiebel anschwitzen, bis sie glasig wird. Dann den Knoblauch und das übrige Gemüse hinzufügen und nach Belieben anbraten. Das Hähnchenfleisch bzw. Tofu oder Tempeh wieder beimischen, mit der Sauce beträufeln und alles noch einige Minuten weitergaren.
4. In der Zwischenzeit den vorgekochten Reis einige Minuten in einem kleinen Topf oder in der Mikrowelle erhitzen. Den Reis auf zwei große Schüsseln verteilen, das gebratene Wok-Gemüse mit Proteinzutat dazugeben und mit den Erdnüssen und den geschnittenen Frühlingszwiebeln garnieren.

Linsen-Pilz-Ragout

2 PORTIONEN

30 g Proteine · 13 g Ballaststoffe · 515 Kalorien
Zubereitungszeit: 15 Minuten · Kochzeit: 30 Minuten

» 1 EL Olivenöl
» 125 g rote Linsenspaghetti
» 300 g braune Champignons, in dünne Scheiben geschnitten
» 1 mittelgroße rote Zwiebel, fein gewürfelt
» 2 Knoblauchzehen, gehackt
» 3 mittelgroße Tomaten, gewürfelt
» 1 Beutel (250 g) vorgekochte Puy-Linsen
» 2 TL Gemüsebrühepulver oder 1 Gemüsebrühwürfel
» Eine Handvoll Basilikumblätter, in Streifen geschnitten

1. 1 EL Olivenöl in einer großen Pfanne erhitzen, die Pilze hinzufügen, mit Salz und Pfeffer würzen und etwa 10 Minuten lang braten, bis sie braun und knusprig sind. Beiseitestellen.
2. In der Zwischenzeit Wasser in einem mittelgroßen Topf zum Kochen bringen und die Spaghetti gemäß der Packungsanweisung garen. Dabei eine Tasse des stärkehaltigen Nudelwassers für später aufbewahren.
3. Etwas Olivenöl in die Pfanne geben, in der zuvor die Pilze waren, und darin die Zwiebeln etwa 5–10 Minuten lang anschwitzen, bis sie glasig sind. Dann den Knoblauch hinzufügen und nach einer weiteren Minute die Tomaten beimischen. Alles zusammen nochmals 2 bis 3 Minuten anbraten.
4. Danach die Pilze wieder zurück in die Pfanne geben und die Linsen, die Brühe und etwa 200 ml des beiseitegestellten Nudelwassers hinzugeben. Alles gut umrühren und

5 Minuten köcheln lassen, damit das Ragout eindickt und eine sämige Konsistenz erhält.

5. Die Nudeln auf zwei Schüsseln verteilen und das Ragout mit den Basilikumstreifen garniert servieren.

Cremige Orzo-Pasta mit Tomaten und Kichererbsen

4 PORTIONEN

31,5 g Proteine · 8 g Ballaststoffe · 538 Kalorien
Zubereitungszeit: 15 Minuten · Kochzeit: 35 Minuten

- » 330 g Kirschtomaten
- » 1 Zwiebel, gewürfelt
- » 1 ganze Knoblauchknolle
- » 3 EL Tomatenmark
- » 150 g Kräuter-Frischkäse (etwa mit Knoblauch und anderen Kräutern) oder 4 gehäufte EL Crème fraîche oder 4 gehäufte EL Hefeflocken
- » 1 große Handvoll Basilikum, gehackt
- » 2 große Handvoll Babyspinat
- » 2 TL Oregano
- » 175 g Orzo (ungekocht)
- » 1 Dose Kichererbsen, abgetropft und abgespült
- » 800 ml Gemüsebrühe
- » 1 EL Olivenöl
- » 4 mittelgroße rohe Hähnchenbrustfilets (je ca. 160 g), in Ei getaucht und in Paniermehl gewälzt, oder 1 Block fester Tofu, gewürfelt, in Maismehl gewälzt

1. Den Backofen auf 200 °C (180 °C Umluft) vorheizen.
2. Zuerst die äußeren Schichten der ganzen Knoblauchknolle abziehen. Mit einem scharfen Messer den oberen Teil (ca. 1 cm) abschneiden, sodass die einzelnen Zehen freiliegen. Auf ein Stück Alufolie legen, mit Olivenöl beträufeln, vollständig in die Folie einwickeln und beiseitestellen.
3. Nun alle anderen Zutaten (außer Frischkäse, Spinat und Basilikum) in eine große Auflaufform geben und gut vermischen. Die in Alufolie eingewickelte Knoblauchknolle

in die Mitte legen. Die gesamte Form mit Alufolie abdecken und 30 Minuten in den vorgeheizten Ofen stellen, dabei nach der Hälfte der Zeit den Inhalt der Auflaufform einmal umrühren.

4. Danach wird die gewünschte Proteinzutat zubereitet. Das panierte Hähnchenfleisch in einer Pfanne mit reichlich erhitztem Öl beidseitig ausbacken, bis es goldbraun ist. Bei Verwendung von Tofu diesen 10 Minuten in etwas Öl anbraten und dabei wenden, bis er knusprig und von allen Seiten braun ist.
5. Nach etwa 30–35 Minuten (die Orzo sollten dann weich sein) die Form aus dem Ofen nehmen und nach Belieben mit Salz und Pfeffer würzen. Die geröstete Knoblauchknolle herausnehmen und vorsichtig über den Orzo verteilt ausdrücken (verwenden Sie dazu ein Geschirrtuch – die Knolle ist heiß!). Alles gut vermischen.
6. Dann den Frischkäse, das gehackte Basilikum und den Babyspinat unterrühren, bis alles cremig und der Spinat samt Basilikum weich wird. Servieren Sie das Gericht mit der Proteinzutat Ihrer Wahl und frischem Basilikum.

TIPP: Verwenden Sie als schnelle Proteinquelle vier mittelgroße (ca. 65 g) vorgekochte Makrelenfilets oder 150 g vorgekochte Garnelen anstelle des Hähnchens oder auch acht Fischstäbchen (zwei Fischstäbchen bringen 16 g Proteine), wenn Sie es eilig haben.

Rote-Linsen-Kokos-Dal mit knusprigem Cavolo Nero

4 PORTIONEN

25 g Proteine · 14 g Ballaststoffe · 475 Kalorien
Zubereitungszeit: 10 Minuten · Kochzeit: 30 Minuten

» 2 EL Olivenöl
» 1 große Zwiebel, fein gehackt
» 150 g getrocknete rote Linsen, gewaschen
» 1 Dose gestückelte Tomaten
» 1 Dose Kichererbsen
» 1 Dose Kokosmilch mit vollem Fettgehalt
» 5 Knoblauchzehen, gehackt
» 1 daumengroßes Stück frischer Ingwer, gerieben
» 1 gehäufter TL Kreuzkümmel
» 1 gehäufter TL gemahlener Koriander
» 1 gehäufter TL Kurkuma
» ¼ TL Zimt
» 1 gehäufter TL Garam Masala
» 2 TL mildes Currypulver
» 200 g Spinat
» 300 g Cavolo Nero (oder Grünkohl), gewaschen, Stiele entfernt und in Streifen geschnitten
» 200–500 ml Gemüsebrühe
» 1 TL Knoblauchgranulat

1. Den Backofen auf 200 °C (180 °C Umluft) vorheizen.
2. 1 EL Öl in einer Pfanne erhitzen und die Zwiebel, den Ingwer und den Knoblauch bei geringer Hitze etwa 10 Minuten lang anbraten.
3. Alle Gewürze und das Currypulver hinzufügen. Gut umrühren, etwa 60 Sekunden lang, damit die Zwiebelmischung gleichmäßig gewürzt ist.

4. Die Linsen hinzufügen und mit den Zwiebeln vermengen. Gestückelte Tomaten, Kichererbsen und Kokosmilch hinzufügen und alles gut verrühren.
5. 200 ml Gemüsebrühe hinzufügen und bei geringer Hitze etwa 30 Minuten köcheln lassen, bis die Linsen gar sind. Je nach gewünschter Konsistenz oder wenn das Dal zu dickflüssig wird, nach Bedarf mehr Brühe hinzufügen.
6. In der Zwischenzeit den Cavolo Nero auf ein Backblech legen, trocken tupfen und mit einem Esslöffel Olivenöl beträufeln. Einen Teelöffel Knoblauchgranulat darüberstreuen und alles mit den Händen gut vermischen. Für 6–8 Minuten in den vorgeheizten Ofen schieben. Vorsicht, der Kohl kann schnell anbrennen, also im Auge behalten.
7. Ist das Dal fertig, den frischen Spinat unterrühren, bis er weich wird. In vier Portionen aufteilen und mit dem knusprigen Cavolo Nero garnieren.

Tomaten-Butterbohnen mit gebratenem Seelachs

4 PORTIONEN

29 g Proteine · 9,5 g Ballaststoffe · 382 Kalorien
Zubereitungszeit: 15 Minuten · Kochzeit: 25 Minuten

Der Seelachs liefert weiße Fischfilets, ähnlich wie Kabeljau, ist aber in der Regel eine günstigere Alternative.

» 4 Seelachsfilets (je ca. 150 g), gewaschen und mit Küchenpapier trocken getupft
» 1½ EL Olivenöl
» 1 große Zwiebel oder Schalotte, fein gewürfelt
» 4 Knoblauchzehen, gehackt
» 1 rote Paprika, fein gewürfelt
» 2 EL Tomatenmark
» 2 Dosen à 400 g Butterbohnen (oder andere weiße Bohnen), abgetropft und abgespült
» 300 ml Gemüsebrühe
» ½ TL getrockneter Oregano
» Eine Prise getrocknete Chiliflocken
» 1 gehäufter EL Hüttenkäse
» 75 g fettarme Crème fraîche (oder Joghurt)
» 1 TL geräuchertes Paprikapulver
» 300 g Kirschtomaten
» Eine großzügige Handvoll Spinat
» 4 großzügige Handvoll gemischter Blattsalat

1. 1 EL Olivenöl in einem großen Topf auf mittlerer Stufe erhitzen und Zwiebel, Knoblauch und Paprika darin einige Minuten lang anbraten. Tomatenmark hinzufügen und das Ganze noch etwas schmoren lassen.

2. Butterbohnen, Brühe, Oregano und Chiliflocken dazugeben, die Hitze reduzieren und weitere 10 Minuten köcheln lassen.
3. Die Hitze nochmals etwas reduzieren und Crème fraîche, Hüttenkäse, geräuchertes Paprikapulver und Tomaten hinzufügen. Alles zusammen etwa 10 Minuten köcheln lassen. Danach den Spinat hinzufügen und alles umrühren, bis er zusammenfällt. Gut würzen. Den Herd ausschalten und den Topf mit einem Deckel abdecken.
4. Einen halben EL Olivenöl in eine große Pfanne bei hoher Hitze geben, die Fischfilets vorsichtig mit der Hautseite nach unten in die Pfanne legen. Dann 2–3 Minuten braten, bis die Haut braun und knusprig ist. Umdrehen und weitere 2 Minuten mit der Fleischseite nach unten braten, bis der Fisch gar ist (er lässt sich dann leicht zerteilen).
5. Die Tomaten-Butterbohnen auf Tellern anrichten und den Seelachs darauflegen. Eine Handvoll gemischter Salatblätter als Beilage hinzufügen.

TIPP: Der Seelachs lässt sich auch durch eine andere Art von Fisch oder durch eine mittelgroße (130 g) gebratene Hähnchenbrust oder 75 g gebratene Tofuwürfel pro Portion ersetzen.

Pasta mit Spinat-Basilikum-Pesto

4 PORTIONEN

30,5 g Proteine · 13 g Ballaststoffe · 450 Kalorien
Zubereitungszeit: 10 Minuten · Kochzeit: 15 Minuten

Für das Pesto (Hinweis: Selbst gemachtes schmeckt besser, aber gekaufte Produkte sparen Zeit – ganz nach Belieben):

» 80 g Spinat
» 60 g Basilikum
» 2 Knoblauchzehen
» Saft und Schale von 1 Zitrone
» 30 g Parmesan oder 2 EL Hefeflocken
» 50 g Pinienkerne
» 2 EL natives Olivenöl extra
» Getrocknete Chiliflocken

» High-Protein-Pasta oder Fettuccine (ausreichend für 4 Portionen – ich habe 200 g Fettuccine aus Edamame und Mungobohnen verwendet)
» 60 g geriebener Parmesan (oder Hefeflocken)
» 4 große Handvoll Rucola zum Garnieren

1. Alle Zutaten für das Pesto in einen Mixer geben und glatt pürieren. Würzen und bei Bedarf einen kleinen Schuss Wasser hinzufügen.
2. Nudeln gemäß der Anleitung kochen.
3. Das Pesto in eine Pfanne geben und leicht erwärmen. Die Nudeln mit einer Zange hinzugeben, sodass automatisch etwas Nudelwasser mit hineinkommt. Gut umrühren, damit die Nudeln vollständig mit dem Pesto überzogen sind, und mit geriebenem Käse und einer Prise getrockneter Chiliflocken sowie einer großen Handvoll Rucola servieren.

Tagliatelle mit Garnelen/ Tofu und Erdnuss-Sauce

4 PORTIONEN

Mit Garnelen: 25 g Proteine · 8 g Ballaststoffe · 455 Kalorien
Mit Tofu: 21 g Proteine · 8,5 g Ballaststoffe · 475 Kalorien
Zubereitungszeit: 10 Minuten · Kochzeit: 10 Minuten

» 4 Nester Vollkorn-Tagliatelle (ca. 200 g)
» 300 g gekochte Garnelen (oder 225 g fester Räuchertofu, gewürfelt und in 2 EL Maismehl gewälzt)
» 4 Frühlingszwiebeln, fein geschnitten
» 100 g Zuckerschoten
» 100 g grüne Bohnen
» Sesam zum Garnieren
» Limettenschnitze zum Garnieren
» 1 EL Sesamöl

Für die Erdnuss-Sauce:
» 2 EL Sojasauce oder Tamari-Sauce (für eine glutenfreie Variante)
» 2 EL Reisessig
» 1 EL Sesamöl
» 6 EL (90 g) knusprige Erdnussbutter
» 1 EL Honig oder Ahornsirup
» 3 Knoblauchzehen, gehackt
» Daumengroßes Stück frischer Ingwer, gerieben
» Getrocknete rote Chiliflocken (optional)

1. Die Nudeln gemäß der Packungsanweisung kochen, abgießen (etwas Kochwasser auffangen) und beiseitestellen.
2. Die Zuckerschoten und grünen Bohnen 4–5 Minuten dämpfen, bis sie al dente sind.

3. Den Tofu, falls verwendet, bei mittlerer bis hoher Hitze in einer Pfanne in einem Esslöffel Sesamöl anbraten. Dabei häufig wenden, bis er von allen Seiten braun und knusprig ist. Beiseitestellen.
4. Die Zutaten für die Erdnuss-Sauce in einer großen Schüssel mit 4 EL des aufgefangenen Nudelwassers vermischen. Die Nudeln zusammen mit den Garnelen/dem Tofu, den Zuckerschoten, den grünen Bohnen und den Frühlingszwiebeln zur Erdnuss-Sauce geben. Gut vermengen, damit alles vollständig mit der Sauce überzogen ist.
5. Die Tagliatelle mit 1 TL Sesam bestreuen und garniert mit einer Limettenspalte servieren.

Ofen-Aubergine mit Reis und orientalischer Harissa-Tomaten-Sauce

4 PORTIONEN

Mit Käse: 27,5 g Proteine · 19 g Ballaststoffe · 615 Kalorien
Mit Hefeflocken: 23 g Proteine · 21 g Ballaststoffe · 552 Kalorien
Zubereitungszeit: 10 Minuten · Kochzeit: 30 Minuten

» 1 große oder 2 kleine Auberginen, gewürfelt
» 1 große oder 2 kleine rote Zwiebeln, gewürfelt
» 1 große oder 2 kleine rote Paprika, gewürfelt
» 2 Dosen gehackte Tomaten
» 4 Knoblauchzehen
» 1 Dose Kichererbsen
» 2 TL Harissa-Paste oder eine Prise getrocknete rote Chilischoten (optional)
» 400 g tiefgefrorene Erbsen
» 1 Block (200 g) Feta oder anderer Käse, gerieben, oder 30 g Hefeflocken (vegan)
» 2 Beutel (à 250 g) vorgekochter Vollkornreis
» 2 EL Olivenöl
» 2 TL Kreuzkümmel
» 2 TL geräucherte Paprika
» Einige frische Kräuter zum Garnieren, etwa Basilikum oder Petersilie

1. Den Backofen auf 200 °C (180 °C Umluft) vorheizen.
2. Die Auberginenwürfel in eine große Auflaufform legen, mit Kreuzkümmel bestreuen und mit Öl beträufeln.
3. Mit den Händen gut durchmischen. Mit Salz und Pfeffer würzen und 25–30 Minuten im Ofen backen, bis die Ränder der Auberginen anfangen, braun zu werden.

4. Während die Auberginen backen, etwas Olivenöl in einen großen Topf geben, die Zwiebeln hinzufügen und einige Minuten lang anbraten, bis sie glasig sind. Paprika und Knoblauch hinzufügen und weitere 5 Minuten lang anbraten.
5. Harissa und geräuchertes Paprikapulver dazugeben, gut vermischen und dann die Tomaten und Kichererbsen hinzufügen. 15–20 Minuten lang köcheln lassen.
6. Die Erbsen hinzufügen, umrühren und weitere 2 Minuten kochen lassen. In der Zwischenzeit den vorgekochten Reis in einem kleinen Topf oder in der Mikrowelle erhitzen. Die Auberginen unter die Harissa-Tomaten-Sauce rühren.
7. Auf einem Reisbett servieren und mit Feta, Käse (oder Hefeflocken) und frischen Kräutern bestreuen.

Fajitas mit Garnelen oder Tempeh

REZEPT FÜR 2 GROSSE FAJITAS – 1 PRO PERSON

Mit Garnelen: 27 g Proteine · 8 g Ballaststoffe · 481 Kalorien
Mit Tempeh: 23,5 g Proteine · 11,3 g Ballaststoffe · 490 Kalorien
Zubereitungszeit: 15 Minuten · Kochzeit: 15 Minuten

» 2 Paprikaschoten, entkernt und in dünne Scheiben geschnitten
» 1 rote Zwiebel, in Scheiben geschnitten
» 3 Knoblauchzehen, gehackt
» 1 EL Olivenöl
» 2 Vollkorn-Tortillas
» ½ kleine Avocado, in Scheiben geschnitten
» 2 gehäufte EL Joghurt oder saure Sahne
» Toppings: gewürfelte Tomaten, frische Korianderblätter, Limettenschnitze, geschnittener Rotkohl

Bei Verwendung von Garnelen:
» 16 rohe Riesengarnelen (ca. 165 g), entdarmt
» ½ EL Olivenöl
» ½-1 EL Chilipulver (je nach Geschmack!)
» ½ TL Kreuzkümmel
» ½ TL Knoblauchgranulat

Bei Verwendung von Tempeh (vegetarische Option):
» 1 Block Tempeh à 200 g, mit der groben Seite einer Reibe gerieben
» 1 EL Öl
» 1 EL Tamari- oder Sojasauce
» 1 EL Limettensaft

1. Den Backofen auf 200 °C (180 °C Umluft) vorheizen.
2. Paprika und Zwiebeln mit Knoblauch, Salz, Pfeffer und Olivenöl in einer großen Schüssel vermengen. Auf ein Backblech (oder auch zwei) legen und 10–12 Minuten im vorgeheizten Ofen garen.
3. Während das Gemüse im Ofen ist, die Garnelen mit etwas Olivenöl, mildem Chilipulver, Kreuzkümmel, Knoblauchgranulat und Salz vermengen.
4. Bei Verwendung von Tempeh einen Esslöffel Öl in einer großen beschichteten Pfanne auf ziemlich hoher Stufe erhitzen. Den geriebenen Tempeh möglichst in einer einzigen Schicht hinzufügen und 2 Minuten lang ungestört anbraten lassen. Unter häufigem Wenden weitere 10–14 Minuten beidseitig anbraten, bis er goldbraun und knusprig ist. Überschüssiges Öl auf ein Küchenpapier abtropfen lassen, den Tempeh in eine Schüssel geben und mit Salz, Tamari- oder Sojasauce und Limettensaft würzen. Beiseitestellen.
5. Zwiebeln und Paprika nach 10–12 Minuten aus dem Ofen nehmen, wenden und auf eine Seite des Backblechs schieben. Die Garnelen auf die andere Seite des Blechs geben und das Blech wieder in den Ofen schieben. Weitere 10 Minuten erhitzen, bis die Garnelen gar sind.
6. Die Garnelen (oder Tempeh) und das geröstete Gemüse in warmen Tortillas mit ein paar Scheiben Avocado, einigen gehackten Tomaten, einem Löffel griechischem Joghurt, einem Spritzer Limettensaft sowie etwas geschnittenem Rotkohl und Koriander servieren.
7. Sind die Fajitas sehr stark gefüllt, zur besseren Handhabung eventuell noch halbieren.

Rotes Thai-Curry mit Fisch/ Tofu auf Reis

4 PORTIONEN

Mit Fisch: 29 g Proteine · 7,5 g Ballaststoffe · 605 Kalorien
Mit Tofu: 27,5 g Proteine · 7,5 g Ballaststoffe · 650 Kalorien
Zubereitungszeit: 15 Minuten · Kochzeit: 25 Minuten

» 1–4 EL thailändische rote Currypaste*
» 1 EL Kokosöl (oder Öl Ihrer Wahl)
» 3 Knoblauchzehen, gehackt
» 1 daumengroßes Stück Ingwer, fein gerieben
» 4 Frühlingszwiebeln, in dünne Scheiben geschnitten
» 1 Dose Kokosmilch mit vollem Fettgehalt
» 2 TL Ahornsirup
» 1 Gemüsebrühwürfel oder 1 TL Gemüsebrühpulver
» 100 g Baby-Maiskolben
» 100 g feine grüne Bohnen
» 100 g Zuckerschoten
» 500 g hautloses Filet vom Meeresfisch (ich verwende Kabeljau), in mundgerechte Stücke geschnitten, oder 2 Blöcke Tofu, gewürfelt und in Maismehl (Maisstärke) gewälzt
» 1 Beutel (250 g) vorgekochter Vollkornreis (entspricht 100 g ungekochtem)
» Koriander zum Garnieren
» Limettenschale
» Getrocknete rote Chiliflocken (optional)
» 1 EL Fischsauce (optional)

* Hinweis: Die Menge hängt davon ab, wie scharf Sie Ihr Curry mögen und welche Paste Sie verwenden – echte thailändische Paste ist viel schärfer als die im Supermarkt erhältlichen Varianten.

1. Den Tofu, falls verwendet, in ein wenig erhitztem Öl in einer kleinen Pfanne anbraten, bis er schön knusprig ist. Beiseitestellen.
2. Einen mittelgroßen Topf erhitzen. Danach das Kokosöl, den Knoblauch, den Ingwer und drei der klein geschnittenen Frühlingszwiebeln dazugeben. Einige Minuten lang erhitzen, dann die Currypaste hinzufügen und die Mischung aus Zwiebeln, Ingwer, Knoblauch und Curry unter Rühren einige Minuten lang erhitzen, damit sie nicht anbrennt, so lange, bis sie zu brutzeln beginnt.
3. Nun die Kokosmilch unter häufigem Rühren hinzufügen und zum Kochen bringen. Die leere Dose zu etwa einem Viertel mit Wasser füllen und dieses in den Topf geben. Danach den Ahornsirup, die Gemüsebrühe, die Limettenschale und wenn gewünscht die Fischsauce dazugeben und alles gut umrühren.
4. Während die Sauce noch köchelt, das Gemüse hineingeben und 5 Minuten lang kochen. Gegebenenfalls den Kabeljau dazugeben und weitere 5–10 Minuten kochen lassen, bis der Fisch gar ist und sich leicht zerteilen lässt. Die Kokos-Curry-Sauce abschmecken und nach Belieben mit getrockneten Chiliflocken schärfer würzen.
5. Den Reis gemäß der Packungsanweisung kochen. In Schüsseln servieren, mit dem roten Thai-Curry bedecken und mit ein paar frischen Korianderzweigen und den restlichen Frühlingszwiebelringen garnieren.

TIPP: Fügen Sie auch beliebige andere Gemüsesorten hinzu, da die meisten gut dazu passen.

Gado-Gado mit Tempeh

2 PORTIONEN

30 g Proteine · 10,5 g Ballaststoffe · 477 Kalorien
Zubereitungszeit: 15 Minuten · Kochzeit: 15 Minuten

» 100 g neue Kartoffeln, halbiert
» 160 g grüne Bohnen
» 2 Eier
» 100 g Tempeh, in 2 cm breite Streifen geschnitten
» 1 EL Kokos- oder Olivenöl
» 2 EL Sojasauce oder Tamari-Sauce (falls es glutenfrei sein soll)
» 1 TL getrocknete Chiliflocken
» 160 g Kirschtomaten, halbiert
» 160 g Gurke, in Scheiben geschnitten und gewürfelt
» 160 g Karotten, mit einem Sparschäler in dünne Streifen geschnitten
» Ein kleiner Bund Koriander, gehackt

Sauce:
» 2 EL Erdnussbutter
» Saft einer halben Limette
» 60 ml heißes Wasser
» 2 EL Sojasauce oder Tamari-Sauce (für eine glutenfreie Variante)
» 2 TL Ahornsirup

1. Die Kartoffeln in einem großen Topf 10 Minuten lang kochen, bis sie gar sind. Die grünen Bohnen hinzufügen und weitere 3 Minuten kochen. Abgießen.
2. Die Eier 7 Minuten lang kochen, dann unter kaltem Wasser abschrecken und schälen.

3. Das Öl in einer großen Pfanne erhitzen und die Tempeh-Streifen einige Minuten lang auf jeder Seite anbraten, bis sie braun und knusprig sind. Soja- oder Tamari-Sauce und Chiliflocken hinzufügen und eine weitere Minute kochen lassen, dann vom Herd nehmen.
4. Alle Zutaten für die Sauce in einer kleinen Schüssel vermischen.
5. Die Kartoffeln, das Gemüse und die frischen Salatzutaten auf einem großen Teller anrichten, den Tempeh und die halbierten Eier darauflegen. Die Sauce darüberträufeln und mit Koriander bestreuen. Für die vegane Variante die Eier einfach weglassen.

Pasta mit Erbsen und Lauch

2 GROSSZÜGIGE PORTIONEN

30,5 g Proteine · 13,5 g Ballaststoffe · 480 Kalorien
Zubereitungszeit: 10 Minuten · Kochzeit: 20 Minuten

» 3 Lauchstangen, fein geschnitten
» 5 Knoblauchzehen, gehackt
» 150 g tiefgefrorene grüne Erbsen
» 125 g High-Protein-Pasta (ich verwende Fettuccine aus Edamame und Mungobohnen – siehe auch S. 42)
» 300–500 ml Gemüsebrühe
» 30 g geriebener Parmesan

Für die Sauce:
» 50 g frischer Spinat
» 15 g Basilikum (plus ein paar zusätzliche Blätter zum Garnieren)
» 1 gehäufter EL griechischer Joghurt oder Sojajoghurt
» Saft einer halben Zitrone
» Ein kleiner Schuss Milch

1. Etwas Olivenöl in einer großen Pfanne auf mittlerer Stufe erhitzen und den Lauch darin leicht anbraten, bis er weich ist. Knoblauch hinzufügen und für eine weitere Minute anbraten. Gemüsebrühe und Nudeln hinzufügen, gut umrühren und einige Minuten köcheln lassen, bis die Nudeln fast gar sind (die genaue Kochzeit hängt von der gewählten Nudelsorte ab).
2. In der Zwischenzeit alle Zutaten für die Sauce in einen Mixer geben, würzen und glatt pürieren.
3. Wenn die Nudeln fast gar sind, die Sauce, den Lauch und die gefrorenen Erbsen in die Pfanne geben. Gut umrüh-

ren, damit alles erhitzt wird, und kräftig würzen. Nach Belieben Käse oder Hefeflocken hinzufügen.

4. In zwei Schüsseln geben und mit etwas schwarzem Pfeffer und den zusätzlichen Basilikumblättern als Garnierung abschmecken.

Tacos mit Puten-/Tempeh-Bolognese

4 PORTIONEN

Putenfleisch: 32,5 g Proteine · 9,5 g Ballaststoffe · 462 Kalorien
Tempeh: 31 g Proteine · 13,5 g Ballaststoffe · 483 Kalorien
Zubereitungszeit: 15 Minuten · Kochzeit: 25 Minuten

- 250 g Putenhackfleisch oder Tempeh, gerieben
- 2 TL gemahlener Kreuzkümmel
- ½ TL Chiliflocken
- 1 rote Zwiebel, in dünne Scheiben geschnitten
- 1 große rote Paprika, in dünne Streifen geschnitten
- 1 große gelbe Paprika, in dünne Streifen geschnitten
- 400 g schwarze Bohnen aus der Dose, abgespült und abgetropft
- 1 EL Limettensaft
- Eine Handvoll gehackte frische Korianderblätter, plus einige Blätter zum Garnieren
- 8 Mini-Tortillas, erwärmt oder gegrillt
- 1 Avocado, zerdrückt
- 80 g Babyspinatblätter
- 2 kleine Karotten, gerieben
- 1 EL griechischer Joghurt oder Sojajoghurt (0 %) zum Garnieren

1. Etwas natives Olivenöl extra in einer großen beschichteten Pfanne auf mittlerer Stufe erhitzen. Das Putenhackfleisch (oder das geriebene Tempeh) mit Kreuzkümmel und Chiliflocken hinzufügen und unter gelegentlichem Rühren 5–10 Minuten lang anbraten, bis es braun wird und gar ist. Auf einen Teller geben und beiseitestellen.

2. Die Hitze reduzieren. Nochmals etwas Öl in die Pfanne geben und die Zwiebel 5 Minuten lang, oder bis sie glasig ist, leicht anbraten. Die Paprika hinzufügen und unter gelegentlichem Rühren 6–7 Minuten weiter anbraten. Danach die schwarzen Bohnen hinzufügen und alles etwa 2 weitere Minuten anbraten, bis die Bohnen heiß sind. Limettensaft und Koriander dazugeben und unterrühren.
3. Zwei Tortillas auf jeden Teller legen. Mit Avocado, Babyspinat, geriebener Karotte und der Putenfleisch-/Tempeh-Bolognese belegen. Die Tacos – 2 pro Person – mit einem Klecks Joghurt und etwas Koriander bestreut servieren.

TIPP: Das Putenhackfleisch lässt sich auch durch die gleiche Menge mageres Rinderhackfleisch ersetzen.

Knuspriger Wolfsbarsch mit Ofen-Aubergine auf Ratatouille

2 PORTIONEN

42 g Proteine · 12 g Ballaststoffe · 570 Kalorien
Zubereitungszeit: 20 Minuten · Kochzeit: 35 Minuten

» 1 Aubergine, gewürfelt
» 2 rote Zwiebeln, gewürfelt
» 2 rote Paprikaschoten, gewürfelt
» 2 Zucchini, gewürfelt
» 1 rote Chilischote, entkernt und in Scheiben geschnitten
» ca. 680 g pürierte Tomaten
» 2 Knoblauchzehen, gehackt
» 1 EL Tomatenmark
» Frische Basilikumblätter
» 200 ml Gemüsebrühe
» Balsamico-Essig
» 30 g Parmesan pro Person
» 2 Wolfsbarschfilets

1. Den Backofen auf 200 °C (180 °C Umluft) vorheizen.
2. Die Auberginenstücke in eine große Auflaufform legen, mit Olivenöl beträufeln, gut vermengen und würzen und für 20–25 Minuten in den Ofen schieben, bis sie anfangen, braun zu werden.
3. In der Zwischenzeit die gehackte Zwiebel und die in Scheiben geschnittene rote Chilischote mit dem restlichen Olivenöl und einer Prise Salz anschwitzen, bis sie weich und glasig sind. Das restliche gehackte Gemüse, Tomatenmark und Knoblauch hinzufügen und 10–15 Minuten lang

garen. Die Auberginen aus dem Ofen nehmen und beiseitestellen.

4. Pürierte Tomaten und Gemüsebrühe hinzufügen, mit schwarzem Pfeffer und Salz würzen und bei niedriger bis mittlerer Hitze 30–35 Minuten köcheln lassen, bis die Sauce eindickt. Die zerkleinerten Basilikumblätter sowie einen Schuss Balsamico-Essig für die Säure hinzufügen und bei Bedarf erneut würzen. Zum Schluss die Ofen-Auberginen dazugeben.
5. Den Wolfsbarsch gut mit Küchenpapier abtupfen und mit Salz würzen. In der Pfanne mit der Hautseite nach unten 3 Minuten lang, oder bis die Haut knusprig ist, braten, wenden und so lange wiederholen, bis der Fisch gar ist.
6. Das Ratatouille auf zwei Schüsseln verteilen, mit geriebenem Parmesan bestreuen und das Wolfsbarschfilet darauflegen.

Quinoa-Bowl nach asiatischer Art

2 PORTIONEN

29 g Proteine · 10,5 g Ballaststoffe · 580 Kalorien
Zubereitungszeit: 15 Minuten

» ½ Beutel (125 g) vorgekochte Quinoa
» 100 g fester geräucherter Tofu, gerieben
» 100 g Rotkohl, geschnitten
» 4 Frühlingszwiebeln, fein geschnitten (die grünen Ringe zum Garnieren aufbewahren)
» 1 mittelgroße Karotte, gerieben
» 100 g Edamame
» Eine Handvoll Koriander (15 g), gehackt
» 100 g Mango, gewürfelt
» 30 g gesalzene Erdnüsse, gehackt, zum Garnieren
» Getrocknete rote Chiliflocken (optional)
» Einige zusätzliche Korianderzweige zum Garnieren

Für das Dressing:
» 2 EL glatte Erdnussbutter
» 2 EL Sojasauce (Tamari-Sauce, falls es glutenfrei sein soll)
» 2 EL Ahornsirup
» Saft von 1 Limette
» Daumengroßes Stück Ingwer, gerieben
» 1 Knoblauchzehe, gehackt

1. Alle Zutaten für das Dressing mit 1–2 Esslöffeln warmem Wasser in eine kleine Schüssel geben und verquirlen.
2. Die vorgekochte Quinoa in einem Topf einige Minuten lang erwärmen (oder nach Belieben kalt lassen) und zusammen mit den restlichen Salatzutaten in eine große Schüssel geben. Das Dressing darüberträufeln und gut ver-

mengen, damit der Salat vollständig mit Dressing überzogen ist. Mit den gehackten Erdnüssen, ein paar Zweigen Koriander, den grünen Frühlingszwiebelringen und Chiliflocken (falls verwendet) servieren.

Mit Ahornsirup glasiertes Rindfleisch auf knusprigem Reis

4 PORTIONEN

31 g Proteine · 9 g Ballaststoffe · 500 Kalorien
Zubereitungszeit: 15 Minuten · Kochzeit: 30 Minuten

» 1 EL Sesamöl (zum Braten) + 2 TL für den knusprigen Reis
» 400 g mageres Rinderhackfleisch
» 1 TL Knoblauchgranulat
» 1 TL geräucherte Paprika
» 1 rote Zwiebel, in dünne Scheiben geschnitten
» 1 rote Paprika, gewürfelt
» 4 Frühlingszwiebeln, in dünne Scheiben geschnitten
» 150 g gemischtes Tiefkühlgemüse
» 1 Kopf (ca. 250 g) Brokkoli, in kleine Röschen zerlegt
» 2 Beutel (à 250 g) vorgekochter Vollkornreis (entspricht 200 g ungekochtem)
» 2 TL Crispy Chiliöl
» 1 EL + 2 TL Sojasauce oder Tamari-Sauce (für eine glutenfreie Variante)
» 4 TL Sesam

Für die Ahornsirupglasur:
» 4 EL BBQ-Sauce
» 3 EL Ahornsirup
» 1 EL Sojasauce oder Tamari-Sauce (für eine glutenfreie Variante)
» 2 EL Reisweinessig
» 1 EL Tomatenmark

1. Den Backofen auf 200 °C (180 °C Umluft) vorheizen.
2. Die Zutaten für die Ahornsirupglasur in einer kleinen Schüssel vermischen und beiseitestellen.
3. Den Reis in einer großen Auflaufform verteilen und das Crispy Chiliöl, 2 TL Sesamöl und 2 TL Soja-/Tamari-Sauce hinzufügen. Gut vermischen, damit der Reis gleichmäßig benetzt ist. Dann 30 Minuten im Ofen backen und nach der Hälfte der Zeit umrühren, damit alles gleichmäßig gar wird. Aus dem Ofen nehmen, wenn der Reis knusprig ist.
4. Etwas Olivenöl in einer Pfanne erhitzen und das Rindfleisch 5–7 Minuten braten, bis es braun ist und knusprig wird. Knoblauchgranulat, geräuchertes Paprikapulver sowie Salz und Pfeffer hinzufügen. Eine Minute lang unter Rühren weiter braten, damit sich alles gut verbindet. Die Hitze reduzieren und die Hälfte der Ahornsirupglasur hinzufügen, gut vermengen, damit das Rindfleisch vollständig mit Glasur überzogen ist, und beiseitestellen.
5. Die Pfanne mit Küchenpapier auswischen, 1 EL Sesamöl hineingeben und auf mittlerer Stufe erhitzen. Zwiebel, Frühlingszwiebeln und Paprika hinzufügen und 3–4 Minuten lang anbraten, bis sie gar sind, dann das gemischte Gemüse, den Brokkoli und 1 EL Soja-/Tamari-Sauce hinzufügen. Alles 5 Minuten unter Rühren erhitzen, dann die restliche Ahornsirupglasur und das zuvor gebratene Rindfleisch dazugeben. Weitere 5 Minuten unter Rühren erhitzen, bis das Rindfleisch heiß und das Gemüse gar, aber noch al dente ist.
6. Auf einem Bett aus knusprigem Reis servieren und mit Sesam bestreuen.

Fettuccine mit Aubergine und Feta aus dem Ofen

4 PORTIONEN

43 g Proteine · 21 g Ballaststoffe · 579 Kalorien
Zubereitungszeit: 10 Minuten · Kochzeit: 45 Minuten

- » 1 große Aubergine, in 2 cm große Würfel geschnitten
- » 6 Knoblauchzehen
- » 400 g Kirschtomaten
- » ½ TL getrocknete rote Chiliflocken
- » 1 TL getrockneter Oregano
- » 5 EL Olivenöl
- » 2 EL Rotweinessig
- » 1 Block Feta oder veganer Feta (à 200 g)
- » 200 g High-Protein-Fettuccine (ich verwende Fettuccine aus Edamame und Mungobohnen – siehe auch S. 42)
- » 40 g frisches Basilikum

1. Den Backofen auf 200 °C (180 °C Umluft) vorheizen.
2. Die Aubergine zusammen mit dem Knoblauch, den Kirschtomaten, den Chiliflocken und dem Großteil des getrockneten Oreganos in eine Auflaufform geben. Alles großzügig würzen und mit vier Esslöffeln Olivenöl und dem Rotweinessig beträufeln. Gut vermengen.
3. Den Feta in die Mitte der Zutaten legen, mit dem restlichen Olivenöl beträufeln und den übrigen getrockneten Oregano darüberstreuen. Die Auflaufform in den Ofen schieben und alles 40–45 Minuten rösten, bis das Gemüse schön gebräunt ist und der Feta an den Rändern etwas braun wird.
4. Kurz bevor das Gemüse fertig ist, einen großen Topf mit Salzwasser zum Kochen bringen.

5. Die Nudeln gemäß der Packungsanweisung kochen. Die Basilikumblätter grob hacken.
6. Wenn die Nudeln fast gar sind, die Auflaufform aus dem Ofen nehmen. Etwa 200 ml des stärkehaltigen Nudelwassers abschöpfen, in die Auflaufform geben und alles gut vermengen, dabei den Feta zerbröseln.
7. Die Nudeln abgießen, ebenfalls in die Auflaufform geben und noch einmal gut umrühren, bis alles vermischt ist.
8. Mit den frischen Basilikumblättern bestreuen und sofort servieren.

Harissa-Kichererbsen mit gebratenem Lachs/Tofu

2 PORTIONEN

Mit Lachs: 41 g Proteine · 12,5 g Ballaststoffe · 488 Kalorien
Mit Tofu: 44 g Proteine · 15 g Ballaststoffe · 508 Kalorien
Zubereitungszeit: 15 Minuten · Kochzeit: 30–40 Minuten

» 1 TL Harissa-Paste
» 1 mittelgroße weiße Zwiebel, fein gewürfelt
» 1 mittelgroße Karotte, fein gewürfelt
» 1 Stange Sellerie, fein gewürfelt
» 3 Knoblauchzehen, gehackt
» 1 Dose Kichererbsen, abgetropft und abgespült
» 400 ml Gemüsebrühe
» 2–3 EL Hefeflocken oder 50 g Parmesan, gerieben
» Eine Handvoll Rucola

Proteinzutat nach Wahl:
» 2 Lachsfilets, gewaschen und mit Küchenpapier gut abgetrocknet oder 1 Block (225 g) fester Räuchertofu, gewürfelt, mit Küchenpapier gut abgetupft und in 1 EL Soja-/Tamari-Sauce und 2 EL Hefeflocken gewälzt, dazu reichlich schwarzer Pfeffer

1. Etwas Öl in einer mittelgroßen beschichteten Pfanne erhitzen und Zwiebel, Karotte, Sellerie und Knoblauch mit einer guten Prise Salz etwa 5–10 Minuten lang anbraten, bis alles gar ist.
2. Dann die Kichererbsen und die Gemüsebrühe hinzufügen und die Harissa-Paste sowie 2 EL Hefeflocken (falls verwendet) hinzufügen. Gut umrühren, damit sich alles gut verbindet. Aufkochen lassen, dann die Hitze reduzieren

und 15–20 Minuten köcheln lassen, bis die Flüssigkeit eindickt.

3. In der Zwischenzeit den Lachs oder den Tofu zubereiten.
   Lachs: Etwas Öl in eine kleine Pfanne geben und auf mittlerer Stufe erhitzen. Die Haut des Lachses 3- oder 4-mal leicht einritzen und mit der Hautseite nach unten in die Pfanne legen. Den Lachs 4–5 Minuten anbraten, bis die Haut knusprig und goldbraun ist, dann wenden und so lange weiterbraten, bis der Lachs gar ist und sich das Fleisch leicht zerteilen lässt.
   Tofu: Den Backofen auf 200 °C (180 °C Umluft) vorheizen. Den Tofu auf ein mit Backpapier ausgelegtes Backblech legen. Auf der obersten Schiene 20 Minuten backen, die Würfel wenden und weitere 20 Minuten backen.
4. Den Herd ausschalten, dann den Parmesan (falls verwendet) oder den letzten Esslöffel Hefeflocken zu den Harissa-Kichererbsen hinzufügen und umrühren, bis die Sauce eine schöne käsige, etwas dickflüssige Konsistenz hat. Vor dem Servieren abschmecken und nach Bedarf würzen, dann mit dem Lachs oder dem Tofu sowie einer großzügigen Portion Rucola servieren.

KAPITEL 10

Smoothies, Snacks und Extras

Die Rezepte im Überblick:

SMOOTHIES

Ohne Proteinpulver:

Mit Proteinpulver:

SNACKS UND BEILAGEN

Brot, Bagels, Fladenbrot, Wraps und Cracker:

250 **Hüttenkäsebrot**

251 **Bagels aus zwei Zutaten**

252 **Fladenbrot mit Samen**

253 **Grüne Wraps aus Kichererbsenmehl**

254 **Super-Samen-Cracker**

Süßigkeiten und Snacks:

256 **Hafermehlkuchen mit Zitrone, Mohn und Blaubeeren**

258 **Energieriegel mit Pekannuss, Banane und Datteln**

259 **Pistazien-Frozen-Joghurt**

Ballaststoffreiche Salate:

260 **Fünf-Minuten-Salat**

261 **Warmer Salat mit Kreuzkümmel, Kichererbsen und Tomaten**

262 **Warmer Salat mit Röstgemüse**

Smoothies

Ich habe in allen Smoothie-Rezepten ungesüßte Sojamilch verwendet (ist in der Nährwertangabe jeweils enthalten), da diese reich an Proteinen ist und ein sehr ähnliches Nährwertprofil wie Kuhmilch aufweist, dabei aber für Veganer geeignet ist. Zudem hat sie cholesterinsenkende Eigenschaften, was gut für die Stoffwechselgesundheit ist. Sie dürfen natürlich gerne eine andere Milch Ihrer Wahl verwenden (beachten Sie jedoch, dass sich der Proteingehalt ändern kann – siehe im Folgenden) und können je nach gewünschter Konsistenz Ihrer Smoothies mehr oder weniger Milch hinzufügen. Durch die Zugabe von Eiswürfeln (vorausgesetzt, Ihr Mixer ist dafür leistungsstark genug) wird das Endergebnis cremiger und dickflüssiger, falls Sie dies bevorzugen.

Alle Rezepte sind in 5 bis 10 Minuten fertig umzusetzen, und die Zubereitung ist bei allen gleich: Alle Zutaten in einen Hochleistungsmixer geben und mixen, bis sie eine cremige Konsistenz haben. Gießen Sie den Smoothie zum Servieren in ein Glas. Am besten sofort trinken, aber nicht hinunterschütten: Genießen Sie Smoothies wie eine richtige Mahlzeit.

Proteingehalt verschiedener Milchsorten

	Pro 100 ml		
	Kalorien	**Proteine**	**Ballaststoffe**
Magermilch	34	3,5 g	0 g
Halbfettmilch	46	3,5 g	0 g
Vollmilch	79	4,2 g	0 g
Hafermilch	24	0,4 g	0,3 g
Erbsenmilch	25	2 g	0,1 g
Mandelmilch	15	0,5 g	0,3 g
Sojamilch	26	3–5 g (je nach Marke)	0,5 g

Smoothies ohne Proteinpulver

Schokoladen-Bananen-Smoothie

1 PORTION

31 g Proteine · 7,5 g Ballaststoffe · 425 Kalorien

- 1 kleine gefrorene Banane (oder frische Banane + 2–3 Eiswürfel)
- 150 ml ungesüßte Sojamilch
- 10 g dunkle Schokolade
- 1 EL Erdnussbutter (oder Samenbutter)
- 100 g Seidentofu
- 20 g geschroteter Leinsamen

Super-Beeren-Smoothie

1 PORTION

32,5 g Proteine · 11 g Ballaststoffe · 400 Kalorien

- 1 EL Haferflocken (oder Alternative, siehe S. 97)
- 1 EL Chiasamen
- 200 g griechischer Joghurt oder Sojajoghurt (0 %)
- 175 ml Milch nach Wahl
- 10 g Nussbutter
- 100 g gemischte gefrorene oder frische Beeren (Erdbeeren, Brombeeren, Blaubeeren, Himbeeren, Johannisbeeren usw.)
- 1 TL Ahornsirup zum Süßen (optional, nicht in der Nährwertangabe enthalten)

Salz-Karamell-Smoothie

1 PORTION

32 g Proteine · 10,5 g Ballaststoffe · 480 Kalorien

» 250 ml Milch nach Wahl
» 100 g griechischer Joghurt oder Sojajoghurt (0 %)
» 30 g geschälte Hanfsamen (oder Kürbiskerne)
» 1 Medjool-Dattel, entsteint
» 15 g Schokoladenpulver (oder reines Kakaopulver)
» ½ TL Zimt
» 1 kleine gefrorene Banane (oder frische Banane + 2–3 Eiswürfel)
» Eine Prise Meersalz

Grüner Smoothie

1 PORTION

30,7 g Proteine · 7,2 g Ballaststoffe · 411 Kalorien

» 250 ml Milch nach Wahl
» 1 kleine gefrorene Banane (oder frische Banane + 2–3 Eiswürfel)
» 20 g Haferflocken (oder glutenfreie Alternative, etwa Quinoa-Flocken)
» Eine Handvoll Grünkohl
» Eine Handvoll Spinat
» 20 g Proteinpulver
» ½ kleine Birne
» Saft einer halben Zitrone

Limetten-Ingwer-Smoothie

1 PORTION

29,5 g Proteine · 8 g Ballaststoffe · 433 Kalorien

» 250 ml Milch nach Wahl
» 1 kleine gefrorene Banane (oder frische Banane + 2–3 Eiswürfel)
» 150 g griechischer Joghurt oder Sojajoghurt (0 %)
» Eine große Handvoll gefrorener Spinat
» 30 g Haferflocken (oder glutenfreie Alternative, etwa Quinoa-Flocken)
» Saft einer halben Limette
» Ein kleines Stück frischer Ingwer
» 1 Medjool-Dattel (oder 1 EL Ahornsirup)

Purple-Power-Smoothie

1 PORTION

23,5 g Proteine · 8 g Ballaststoffe · 426 Kalorien

» 250 ml Milch nach Wahl
» 1 kleine gefrorene Banane (oder frische Banane + 2–3 Eiswürfel)
» 150 g gefrorene oder frische Blaubeeren
» 1 EL Erdnuss- oder Samenbutter
» 1 EL Kürbiskerne
» 100 g Seidentofu (oder 20 g Proteinpulver)
» ¼ TL gemahlener Kardamom (optional)

Smoothies mit Proteinpulver

Verwenden Sie ein Proteinpulver Ihrer Wahl. Ich bevorzuge geschmacksneutrale Sorten mit etwa 20 g Proteinen pro Portion.

Blaubeer-Chia-Smoothie

1 PORTION

30 g Proteine · 10 g Ballaststoffe · 361 Kalorien

» 100 g gefrorene Blaubeeren
» 25 g Proteinpulver
» 1 EL Chiasamen
» 300 ml ungesüßte Sojamilch
» 2 Medjool-Datteln

Pfirsich-Sahne-Smoothie

1 PORTION

40 g Proteine · 4 g Ballaststoffe · 345 Kalorien

» 100 g gefrorene Pfirsiche
» 100 g griechischer Joghurt oder Sojajoghurt (0 %)
» 250 ml Milch nach Wahl
» 25 g Proteinpulver
» 1 EL Erdnussbutter
» ½ TL Vanilleextrakt

Grüner Mango-Smoothie

1 PORTION

27 g Proteine · 9 g Ballaststoffe · 500 Kalorien

» 1 große Handvoll (30 g) Babyspinat
» 250 ml Kokoswasser
» 25 g Proteinpulver
» 1 EL frisch geriebener Ingwer
» 100 ml Vollfett-Kokosmilch (aus der Dose)
» Saft von 1 Limette
» 100 g gefrorene Mango
» 25 g geschroteter Leinsamen

Brombeer-Apfel-Smoothie

1 PORTION

35 g Proteine · 9 g Ballaststoffe · 477 Kalorien

» 80 g grob gehackter Apfel
» 80 g Brombeeren
» 250 ml Milch nach Wahl
» 25 g Proteinpulver
» 30 g Großblatt-Haferflocken
» 1 EL Erdnussbutter
» 10 g Kürbiskerne
» ¼ TL Zimt

Blaubeer-Erdnuss-Smoothie

1 PORTION

33 g Proteine · 11 g Ballaststoffe · 500 Kalorien

» 150 ml Milch nach Wahl
» 150 g gefrorene oder frische Blaubeeren
» 1 kleine Banane (80 g)
» 25 g Proteinpulver
» 2 EL Erdnussbutter
» 1 EL Chiasamen
» 1 EL Ahornsirup

Schokoladen-Erdnuss-Smoothie

1 PORTION

32 g Proteine · 4,5 g Ballaststoffe · 395 Kalorien

» 300 ml Milch Ihrer Wahl
» 1 kleine gefrorene Banane (80 g)
» 25 g Proteinpulver
» 1 EL Erdnussbutter
» 1 EL (10 g) Kakao-Nibs oder dunkle Schokoladenstückchen

Brot, Bagels, Fladenbrot, Wraps und Cracker

Brote, die zum Backen nicht (oder nur wenig) geknetet werden müssen, stellen für mich ein Grundnahrungsmittel dar, da sie schnell zubereitet sind und weder viel Aufwand noch Raffinessen wie die Hefegärung erfordern. Das Hüttenkäsebrot ist mein absoluter Favorit und unglaublich vielseitig – Walnüsse, Samen und Beeren machen es süßer, oder Sie belassen es herzhaft, wie unten beschrieben.

Hüttenkäsebrot

ETWA 9 SCHEIBEN

9 g Proteine pro Scheibe · 5,5 g Ballaststoffe · 164 Kalorien
Zubereitungszeit: 10 Minuten · Backzeit: 45 Minuten

- » 200 g Haferflocken
- » 300 g Vollfett-Hüttenkäse (oder griechischer Joghurt oder Ricotta mit 2 % Fett)
- » 50 g gemischte Samen
- » 20 g Hefeflocken (optional)
- » 2 EL Flohsamenschalen oder geschroteter Leinsamen
- » ¼ TL Salz
- » 2 Eier
- » 1 TL Backpulver
- » Frischer Rosmarin (optional)

1. Den Backofen auf 200 °C (180 °C Umluft) vorheizen.
2. Mit leicht angefeuchteten Händen (damit der Teig nicht an den Händen kleben bleibt) alle Zutaten in einer mittelgroßen Schüssel vermengen und zu einem Laib formen. Falls verwendet, den frischen Rosmarin auf die Oberseite drücken.
3. Auf einem Backblech oder in einer Kastenform im Ofen ca. 45 Minuten backen. Ist die Oberseite schön braun, herausnehmen, vollständig abkühlen lassen und in Scheiben schneiden.

TIPP: Da dieses Brot keine Konservierungsstoffe enthält, bleibt es nicht lange frisch. Es lässt sich gut einfrieren (Sie sollten es dazu vorher in Scheiben schneiden), was ebenfalls die Haltbarkeit verlängert und den Ballaststoffgehalt erhöht (siehe den Abschnitt auf S. 37 zu den Vorteilen von resistenter Stärke).

Bagels aus zwei Zutaten

ERGIBT 4 STÜCK

10 g Proteine · 4,5 g Ballaststoffe · 180 Kalorien
Zubereitungszeit: 10 Minuten · Backzeit: 25 Minuten

» 150 g Vollkornmehl, selbst aufgehend
» 220 g griechischer Joghurt mit 0 % Fett (oder die gleiche Menge Vollfett-Hüttenkäse oder Ricotta)
» Etwas Milch zum Bestreichen

1. Den Backofen auf 200 °C (180 °C Umluft) vorheizen.
2. Mit leicht angefeuchteten Händen Joghurt und Mehl in einer mittelgroßen Schüssel zu einem Teig vermengen. In vier etwa gleich große Stücke teilen. Jedes Stück zu einer Kugel formen und leicht flach drücken. Mit dem Daumen jeweils ein Loch in die Mitte drücken und die Teiglinge in die typische Bagel-Form bringen.
3. Mit Milch bestreichen und die Oberseite jedes Bagels in die hausgemachte »Bagel«-Samenmischung (siehe im Folgenden) drücken. Dann 25–30 Minuten backen, bis die Oberseite goldbraun ist.
4. Für die »Bagel«-Samenmischung je 1 TL Mohn, Knoblauchgranulat, schwarzen und weißen Sesam und eine großzügige Prise Salz vermischen. Die Mischung ist in einem luftdichten Gefäß einen Monat lang haltbar.

Fladenbrot mit Samen

ERGIBT 6 STÜCK

3,5 g Proteine · 3 g Ballaststoffe · 143 Kalorien

» 120 g Vollkornmehl, selbst aufgehend
» 120 ml Wasser
» 2 EL Olivenöl
» 2 EL gemischte Samen (Sonnenblumenkerne, geschroteter Leinsamen, Sesam oder Mohn eignen sich gut)
» Eine großzügige Prise Salz

1. Alle Zutaten – außer den Samen – in eine Schüssel geben und gut vermischen. Die Arbeitsfläche leicht mit Mehl bestäuben. Den Teig 5 Minuten lang kneten, bis er glatt und elastisch ist.
2. Den Teig zurück in die Schüssel geben, mit einem Geschirrtuch abdecken und 15 Minuten lang ruhen lassen.
3. Danach in sechs gleich große Stücke teilen und jedes Stück etwa 1 cm dick ausrollen, dabei etwas Mehl verwenden, damit der Teig nicht klebt.
4. Die Samen auf den Fladenbroten verteilen und in den Teig drücken. Dann in einer ziemlich heißen, trockenen Pfanne 1–2 Minuten auf jeder Seite backen, bis sie schön braun sind. Am besten warm essen.

Grüne Wraps aus Kichererbsenmehl

ERGIBT 2 STÜCK

15 g Proteine · 8 g Ballaststoffe · 250 Kalorien

Kichererbsenmehl ist ein glutenfreies Mehl, das im Internet und im Reformhaus, mittlerweile aber auch in vielen gut sortierten Supermärkten erhältlich ist. Es lohnt sich auf jeden Fall, danach Ausschau zu halten, wenn Sie unter Zöliakie leiden oder empfindlich auf Gluten reagieren.

» 60 g Spinat
» 100 g Kichererbsenmehl
» 2 EL geschroteter Leinsamen
» 5 EL Wasser

1. Alle Zutaten in einen Mixer geben, würzen und glatt pürieren. Etwas Olivenöl in einer Pfanne auf mittlerer Stufe erhitzen, die Hälfte des Teigs hineingeben und 2 Minuten lang backen, bis die Unterseite braun ist, dann wenden und auf der anderen Seite wiederholen. Mit dem restlichen Teig ebenso verfahren. Mit Ihren Lieblingsproteinzutaten (Anregungen finden Sie auf S. 71) und etwas gemischtem Salat belegen und sofort verzehren.

Super-Samen-Cracker

Knusprig, lecker und reich an Ballaststoffen: Das ist alles, was man sich von einem Cracker wünscht. Ich habe dem Rezept aus den sozialen Medien mit etwas Hefeflocken eine käsige Note verliehen.

- 200 g Babyspinat
- Hefeflocken (geht zur Not auch ohne)
- 125 g gemischte Samen
- 35 g geschroteter Leinsamen
- 35 g Chiasamen
- 35 g Hanfsamen
- Getrocknete Kräuter nach Wahl (Rosmarin, Estragon oder Oregano passen gut)

1. Ofen auf 160 °C (140 °C Umluft) vorheizen.
2. Babyspinat und Hefeflocken mit 125 ml Wasser in einen Mixer geben. Zu einer Paste mixen.
3. In einer mittelgroßen Schüssel die gemischten Samen, geschroteten Leinsamen, Chiasamen und Hanfsamen vermengen. Die Spinatpaste, Salz, Pfeffer und die gewünschten getrockneten Kräuter hinzufügen und gut vermischen. Im Anschluss 10 Minuten ruhen lassen.
4. Backpapier auf die Arbeitsfläche legen. Die Masse darauf verteilen und mit den Händen zu einer etwa 0,5 cm dicken, dünnen Platte formen. Für ein optimales Ergebnis ein weiteres Blatt Backpapier darüberlegen und mit einem Nudelholz so dünn und gleichmäßig wie möglich ausrollen. Auf ein Backblech legen und das obere Backpapier entfernen.
5. Im Ofen 30–45 Minuten backen, bis die Oberfläche goldbraun ist. Darauf achten, dass nichts anbrennt, insbesondere an den Rändern. Je nach Dicke der Platte empfiehlt es sich, das Backpapier von der Unterseite abzuziehen,

diese umzudrehen und auch auf der anderen Seite zu backen, damit die Cracker hinterher besonders knusprig sind.

6. Sobald sie schön kross ist, die Cracker-Platte aus dem Ofen nehmen. Danach vollständig abkühlen lassen, in etwa gleich große Cracker zerteilen und mit Ihren Lieblingsaufstrichen genießen. Oder in einem luftdichten Behälter höchstens fünf Tage lang für später aufbewahren.

Süßigkeiten und Snacks

Hafermehlkuchen mit Zitrone, Mohn und Blaubeeren

9 SCHEIBEN

9 g Proteine · 3 g Ballaststoffe · 185 Kalorien

» 200 g griechischer Joghurt oder Sojajoghurt (0 %)
» 50 g Erdnussbutter
» 3 EL Ahornsirup
» 2 EL Milch nach Wahl
» 1 EL Zitronensaft
» 1 EL Vanilleextrakt
» 2 Eier
» 150 g Hafermehl (einfach normale Haferflocken in einem Mixer oder einer Küchenmaschine zerkleinern)
» 1 EL Mohn
» 50 g gemahlene Mandeln
» 1 TL Backpulver
» 1 TL Natron
» 200 g frische oder gefrorene Blaubeeren

1. Den Backofen auf 180 °C (160 °C Umluft) vorheizen.
2. Joghurt, Erdnussbutter, Ahornsirup, Eier, Milch, Zitronensaft und Vanille in einer großen Schüssel vermischen.
3. Gemahlene Haferflocken, gemahlene Mandeln, Backpulver und Natron hinzufügen und zu einem Teig verrühren.
4. Die Blaubeeren unterheben und die Masse in eine mit Backpapier ausgelegte Kastenform geben.

5. Die ersten 15 Minuten unbedeckt backen, dann mit Alufolie oder Backpapier abdecken und weitere 30–40 Minuten backen. Vor dem Anschneiden abkühlen lassen. Schmeckt köstlich mit einem großen Klecks Joghurt und einigen zusätzlichen Beeren.

Energieriegel mit Pekannuss, Banane und Datteln

ERGIBT 9 STÜCK

5,5 g Proteine · 3,5 g Ballaststoffe · 260 Kalorien

- » 100 g Pekannüsse
- » 100 g Walnüsse
- » 50 g Sonnenblumenkerne
- » 50 g Kürbiskerne
- » 5 Medjool-Datteln (entsteint)
- » 1 große Banane
- » 1 EL Kokosöl
- » ½ TL Zimt

1. Den Backofen auf 200 °C (180 °C Umluft) vorheizen.
2. Alle Nüsse und Samen in einen Mixer geben und pürieren, bis die Masse eine relativ feine Konsistenz hat. In eine Schüssel geben.
3. Die Banane, Datteln, Zimt und Kokosöl in denselben Mixer geben und zu einer Paste verarbeiten.
4. Die Bananen-Dattel-Paste zu den Nüssen geben und mit einem Spatel gut vermischen.
5. Ein kleines Backblech mit Backpapier auslegen und die Masse gleichmäßig darauf verteilen. 20–25 Minuten backen, bis die Oberfläche goldbraun ist.
6. Abkühlen lassen und in Stücke schneiden. Die lassen sich in einem luftdichten Behälter bis zu einer Woche aufbewahren.

Pistazien-Frozen-Joghurt

1 PORTION

14 g Proteine · 2,5 g Ballaststoffe · 400 Kalorien

- 30 g Pistazien
- 150 g griechischer Joghurt (2 %)
- Ein kleiner Schuss Milch zum Mixen
- 1 EL Ahornsirup

1. Die Pistazien zunächst einweichen, idealerweise über Nacht, aber wenn es eilt, reichen auch 2–3 Stunden.
2. Danach abtropfen lassen und mit den restlichen Zutaten in einem Mixer vermischen. Dann die Masse in eine kleine Auflaufform gießen und für 2 Stunden einfrieren. Streuen Sie zum Garnieren ein paar gehackte Pistazien darüber.

TIPP: Bei langer Gefrierzeit wird der Frozen-Joghurt sehr hart. Aber das ist kein Problem. Lassen Sie ihn vor dem Verzehr einfach etwa 20 Minuten lang auftauen.

Fünf-Minuten-Salat

2 PORTIONEN

11 g Proteine · 11 g Ballaststoffe · 350 Kalorien

» 10 Walnüsse, in kleine Stücke gebrochen
» 1 kleine rote Zwiebel
» 1 Knoblauchzehe, gehackt
» 90 g gehackter Rotkohl
» 3 große Handvoll (100 g) gemischter Blattsalat (Kopfsalat, Brunnenkresse, Rucola usw.)
» 10 schwarze Oliven, halbiert
» Saft einer halben Zitrone
» 1 TL Balsamico-Essig
» 1 EL natives Olivenöl extra
» ½ Dose Cannellini-Bohnen, abgetropft und abgespült
» 80 g Mais, abgetropft und abgespült
» 1 kleine Karotte
» 1 kleine rote Paprika

1. Paprika, Karotte, Zwiebel und Kohl in kleine Stücke schneiden (mit einem Gemüseschneider – siehe S. 104 – geht das fast von allein).
2. Mit den restlichen Zutaten in einer großen Rührschüssel vermengen, mit reichlich schwarzem Pfeffer würzen und gut durchmischen.

Warmer Salat mit Kreuzkümmel, Kichererbsen und Tomaten

4 PORTIONEN

5,5 g Proteine · 5 g Ballaststoffe · 178 Kalorien

Für den Salat:

» 1 EL Olivenöl
» 1 Dose Kichererbsen, abgetropft, abgespült und trocken getupft
» 2 TL gemahlener Kreuzkümmel
» 150 g Kirschtomaten, halbiert
» ¼ Tasse gehackte frische glatte Petersilie
» Salz

Für die Vinaigrette:

» 2 EL natives Olivenöl extra
» 1 EL Weißweinessig
» 1 TL gehackte Schalotte
» Schwarzer Pfeffer

1. 1 EL Olivenöl in einer großen Pfanne auf mittlerer bis hoher Stufe erhitzen. Die Kichererbsen dazugeben und 3–4 Minuten lang anbraten, bis sie an der Unterseite leicht braun sind. Danach umrühren, eine großzügige Prise Salz hinzufügen und weitere 2 Minuten braten, bis alles goldbraun und knusprig aussieht. Vom Herd nehmen, den Kreuzkümmel dazugeben und gut vermengen.
2. Alle Zutaten für die Vinaigrette in einer mittelgroßen Schüssel verquirlen. Kichererbsen, Tomaten und Petersilie hinzufügen und gut vermengen. Abschmecken und nach Bedarf mit Salz und Pfeffer würzen.

Warmer Salat mit Röstgemüse

4 PORTIONEN

4 g Proteine · 5,5 g Ballaststoffe · 164 Kalorien

Für das Röstgemüse:

» 1 rote Zwiebel
» 1 kleiner Butternusskürbis
» 1 kleiner Blumenkohl
» 10 kleine neue Kartoffeln
» 1 EL Olivenöl

Für den Salat:

» 4 große Handvoll gemischter Blattsalat

Für das Dressing:

» Je eine kleine Handvoll frisches Basilikum, Koriander und Petersilie, fein gehackt
» 1 EL natives Olivenöl extra
» 2 EL Balsamico-Essig

1. Den Backofen auf 200 °C (180 °C Umluft) vorheizen.
2. Das Gemüse waschen, schälen und in mundgerechte Stücke schneiden. Auf ein Backblech legen, mit Olivenöl beträufeln und gut würzen. Im Backofen 35–40 Minuten rösten.
3. Für das Dressing alle Zutaten in einer kleinen Schüssel verrühren. Abschmecken und mit Salz und Pfeffer würzen.
4. Das Gemüse aus dem Backofen nehmen. Den Salat in eine große Schüssel geben, das Röstgemüse hinzufügen und mit dem Dressing beträufeln. Gut vermengen.

KAPITEL 11

Wochen-Speisepläne

Da die meisten ihr Frühstück und Mittagessen selbst zubereiten, abends dagegen eher gemeinsam mit anderen (etwa Mitbewohnern, Partnern oder Familie) essen, habe ich darauf geachtet, dass alle Speisepläne beim Frühstück und Mittagessen für eine Person und beim Abendessen für zwei Personen ausgelegt sind. Die Mahlzeiten wiederholen sich öfter mal. Das spart Zeit in der Küche und schöpft die Vorteile jener Rezepte aus dem 30-Gramm-Plan aus, die auf Vorrat zubereitet werden können. Erstellen Sie gerne Ihren eigenen Speiseplan und nutzen Sie dazu die leere Kopiervorlage am Ende dieses Kapitels.

Veganer Wochen-Speiseplan

Tag	Frühstück	Mittagessen
Montag	Gerstenflockenbrei mit Pekannuss-Dattel-Streusel, S. 122	Miso-Ramen-Nudeln, S. 151
Dienstag	Der »Schmeckt wie Snickers«-Frühstücksbecher, S. 124	Miso-Ramen-Nudeln, S. 151
Mittwoch	Der »Schmeckt wie Snickers«-Frühstücksbecher, S. 124	Miso-Ramen-Nudeln, S. 151
Donnerstag	Bagel mit Tofu-Rührei, S. 117	Reis-Bowl mit Teriyaki-Tofu, S. 162
Freitag	Chunky-Monkey-Frühstücks-Bowl, S. 131	Power-Salat im Glas, S. 149
Samstag	Easy-peasy Cheesy Beans mit geriebener Zucchini, S. 132	Power-Salat im Glas, S. 149
Sonntag	Baguette mit veganem Ei und Kresse, S. 129	Power-Salat im Glas, S. 149
Pflanzenkost insgesamt	30 plus	30 plus

Abendessen	Gesamt-protein	Gesamt-ballaststoffe	Gesamt-kalorien
Reisbowl mit Wok-Gemüse und Satay-Sauce, S. 203	104	36	1633
Cremige Orzo-Pasta mit Tomaten und Kichererbsen, S. 207	86,5	34	1599
Cremige Orzo-Pasta mit Tomaten und Kichererbsen, S. 207	86,5	34	1599
Linsen-Pilz-Ragout, S. 205	91,5	32,5	1594
Fajitas mit Tempeh, S. 218	86,5	30	1579
Rotes Thai-Curry mit Tofu auf Reis, S. 220	91,5	35	1604
Rotes Thai-Curry mit Tofu auf Reis, S. 220	89,5	23,5	1659
30 plus			

Vegetarischer Wochen-Speiseplan

Tag	Frühstück	Mittagessen
Montag	Overnight-Oats mit Zitronen-Cheesecake-Joghurt, S. 114	Griechischer Salat, S. 182
Dienstag	Overnight-Oats mit Zitronen-Cheesecake-Joghurt, S. 114	Griechischer Salat, S. 182
Mittwoch	Omelett mit Pilzen, Feta und roter Paprika, S. 120 + Warmer Salat mit Kreuzkümmel, Kichererbsen und Tomaten, S. 261	Bagel mit Avocado und Tofu-Rührei, S. 177
Donnerstag	Apfel-Overnight-Oats mit Mandelstreuseln, S. 130	Buntes Salat-Allerlei mit Halloumi, S. 167
Freitag	Apfel-Overnight-Oats mit Mandelstreuseln, S. 130	Buntes Salat-Allerlei mit Halloumi, S. 167
Samstag	Pfannkuchen mit Himbeerkompott, S. 125	Gemüse-Frittata, S. 154
Sonntag	Pfannkuchen mit Himbeerkompott, S. 125	Gemüse-Frittata S. 154
Pflanzenkost insgesamt	30 plus	30 plus

Abendessen	Gesamt-protein	Gesamt-ballaststoffe	Gesamt-kalorien
Erbsen-Mais-Puffer, S. 197	105	35	1555
Erbsen-Mais-Puffer, S. 197	105	35	1555
Cremige Orzo-Pasta mit Tomaten und Kichererbsen, S. 207	103	26	1762
Cremige Orzo-Pasta mit Tomaten und Kichererbsen, S. 207	88	28,5	1651
Rote Linsen-Kokos-Dal mit knusprigem Cavolo Nero, S. 209	81,5	34,5	1588
Fettuccine mit Aubergine und Feta aus dem Ofen, S. 234	113	37	1639
Fettuccine mit Aubergine und Feta aus dem Ofen, S. 234	108	35	1618
30 plus			

Flexitarischer Wochen-Speiseplan

Tag	Frühstück	Mittagessen
Montag	Joghurt mit Beeren-Chia-Pudding, S. 119	Teriyaki-Hähnchen-Reis-Bowl, S. 162
Dienstag	Joghurt mit Beeren-Chia-Pudding, S. 119	Bagel mit warmer Makrele und Frischkäse, S. 176
Mittwoch	Joghurt mit Beeren-Chia-Pudding, S. 119	Tagliatelle mit Garnelen/Tofu und Erdnuss-Sauce, S. 214
Donnerstag	Pikanter English Muffin mit Bratling, S. 126 + Warmer Salat mit Kreuzkümmel, Kichererbsen und Tomaten, S. 261	Quinoa-Buddha-Bowl mit Hähnchen und Brokkoli, S. 190
Freitag	Bunter Buchweizen-Frühstücksbecher, S. 138	Quinoa-Buddha-Bowl mit Hähnchen und Brokkoli, S. 190
Samstag	Große »Tex Mex«-Frühstück-Bowl, S. 136	Garnelen-Tacos, S. 186
Sonntag	Große »Tex Mex« Frühstück-Bowl, S. 136	Garnelen-Tacos, S. 186
Pflanzenkost insgesamt	30 plus	30 plus

Abendessen	Gesamt-protein	Gesamt-ballaststoffe	Gesamt-kalorien
Quinoa-Bowl mit Süßkartoffeln und Cannellini-Bohnen, S. 201	102,5	37	1590
Gado-Gado mit Tempeh, S. 222	87,5	28,5	1540
Cremige Orzo-Pasta mit Tomaten und Kichererbsen, S. 207	89,5	27	1540
Tagliatelle mit Garnelen/Tofu und Erdnuss-Sauce, S. 214	87,5	30	1690
Harissa-Kichererbsen mit gebratenem Lachs, S. 236	95	30,5	1584
Mit Ahornsirup glasiertes Rindfleisch auf knusprigem Reis, S. 232	86	31,5	1638
Mit Ahornsirup glasiertes Rindfleisch auf knusprigem Reis, S. 232	86	31,5	1638
30 plus			

Mein Wochen-Speiseplan

Tag	Frühstück	Mittagessen
Montag		
Dienstag		
Mittwoch		
Donnerstag		
Freitag		
Samstag		
Sonntag		
Pflanzenkost insgesamt		

Abendessen	Gesamt-protein	Gesamt-ballaststoffe	Gesamt-kalorien

Was sonst noch hilfreich ist

Regelmäßige Gesundheitschecks

Der 30-Gramm-Plan soll Ihnen nicht nur in den kommenden Wochen und Monaten dabei helfen, sich energiegeladener, gesünder und schlanker zu fühlen, sondern auch noch in den kommenden Jahren. Denn schließlich geht es um die Gesundheitsspanne – das bedeutet, so lange wie möglich leistungsfähig, vital und frei von Krankheiten zu bleiben – und nicht nur um die Lebensspanne. Solange Sie die vier grundlegenden Regeln des 30-Gramm-Plans befolgen, wie in den Kapiteln 1 und 2 eingehend besprochen, sind Sie zum Thema Gesundheit auf einem guten Weg. Doch wie können Sie überprüfen, ob Ihre neuen Verhaltensweisen Früchte tragen? Aussagekräftige Daten erhalten Sie unter anderem durch regelmäßige Labortests, die Ihr Hausarzt bei routinemäßigen Gesundheitschecks veranlassen kann. Mit einer Langzeitkontrolle lassen sich diese Werte in ihrem Verlauf verfolgen und Veränderungen dokumentieren.

Der 30-Gramm-Plan wird für Sie der Beginn einer vollkommen neuen Gesundheitserfahrung sein. In Kapitel 1 wurden alle potenziellen gesundheitlichen Vorteile des Plans beschrieben. Dazu gehört die Senkung des Cholesterinspiegels, die Regulierung Ihres Blutzuckerspiegels, die Reduzierung des viszeralen Fetts und die Erhaltung eines gesunden

Körpergewichts. Diese Vorteile lassen sich mit Zahlen und Werten messen. Die Werte in ihrem Verlauf zu dokumentieren und zu verfolgen kann unglaublich motivierend sein. Im Folgenden finden Sie Informationen zu einigen Labortests, die Sie bei Ihren Gesundheitschecks regelmäßig durchführen lassen sollten – idealerweise auch, bevor Sie mit dem 30-Gramm-Plan beginnen. Die Laborwerte liefern Ihnen nützliche Informationen zu Ihrem Gesundheitszustand.

Gesundheit ist ein sehr weit gefasster Begriff – aber wie um alles in der Welt misst man sie? Es gibt dazu viele Möglichkeiten, aber ich halte es für sinnvoll, sich auf die Laborwerte zu konzentrieren, die Aussagen über Ihre Stoffwechselgesundheit zulassen. Warum? Weil Ihre Stoffwechselgesundheit viel über Ihren allgemeinen Gesundheitszustand aussagt. Bleiben diese Laborwerte im Rahmen des Empfohlenen, sinkt Ihr Risiko für Krankheiten wie Herzerkrankungen, Typ-2-Diabetes, Schlaganfall, metabolisch assoziierte Fettlebererkrankung (MAFLD) und Demenz erheblich. Die dazu nötigen Messungen – wie beispielsweise zum Taillenumfang, zu den Triglyceridwerten oder dem Blutzuckerspiegel – sind einfach durchzuführen und im Folgenden im Detail erklärt.

Falls einige Ihrer Werte außerhalb des optimalen Bereichs liegen sollten (ich habe die optimalen Werte unter jedem Test angegeben) und Sie deshalb besorgt sind, besprechen Sie dies am besten mit Ihrem Hausarzt. Alternativ können Sie auch gleich mit dem 30-Gramm-Plan beginnen und nach drei bis sechs Monaten erneut einen Gesundheitscheck durchführen lassen. Sollten sich die Werte verbessert haben, sind Sie der Lösung Ihres Problems schon ein gutes Stück näher gekommen.

Stoffwechselgesundheit

Nicht alle Maße zur Bestimmung der Stoffwechselgesundheit sind perfekt (man denke nur an den BMI), und sie berücksichtigen auch keine Variablen wie etwa die Genetik, aber wenn man sie als Teil eines größeren Gesamtbildes betrachtet, geben sie einen guten Überblick über Ihren aktuellen Gesundheitszustand.

Die meisten der folgenden Labortests kann Ihr Hausarzt beim nächsten Gesundheitscheck durchführen lassen. Falls Ihr Hausarzt das nicht für notwendig oder dringend hält, erzählen Sie ihm einfach von Ihrem Plan, Ihre Ernährung zukünftig zum Vorteil Ihrer Gesundheit umstellen zu wollen. Ich bin mir sicher, dass er Sie dann mit allen ihm zur Verfügung stehenden Mitteln unterstützen wird. Das gilt umso mehr, falls es in Ihrer Familie Fälle von Herzerkrankungen gibt. Auch das wird Ihren Hausarzt überzeugen.

Viele der im Folgenden beschriebenen Labortests werden, je nach Art der Krankenversicherung, von Ihrer Krankenkasse bezahlt. Falls der eine oder andere Test bei Ihnen nicht dazugehört, Sie die Kosten dafür aber auch selbst stemmen können, sollten Sie auch auf diese Tests nicht verzichten. Näheres dazu wird Ihnen sicherlich Ihr Hausarzt erklären.

HbA1c

HbA1c ist ein einfacher Bluttest, der Ihren durchschnittlichen Blutzuckerspiegel der letzten drei Monate misst. Dieser auch Langzeitblutzucker genannte Wert zeigt Ihnen an, wie gut Sie die Glukose (Zucker) aus Ihrer Nahrung verwerten. Studien belegen, dass eine regelmäßige Blutzuckerkontrolle das Risiko für Typ-2-Diabetes senkt. Diesen Labortest kann Ihr Hausarzt veranlassen.

» *Optimale Werte:* unter 5,7 % (unter 39 mmol/mol)

Taille-Hüft-Verhältnis

Das Taille-Hüft-Verhältnis (WHR) ist eine schnelle Methode, um die Fettverteilung im Körper zu ermitteln. Sie dividieren einfach den Umfang Ihrer Taille durch den Umfang Ihrer Hüfte. Laut WHO sollte der so errechnete Wert bei Frauen idealerweise 0,85 oder weniger und bei Männern 0,9 oder weniger betragen.

Der Taillenumfang wird mit einem Maßband in der Mitte zwischen dem Beckenkamm und dem Rippenbogen, etwa auf Höhe des Bauchnabels gemessen. Atmen Sie dabei normal und ziehen Sie Ihren Bauch nicht ein. Der Hüftumfang wird an der breitesten Stelle des Gesäßes gemessen.

Wenn beispielsweise ein Mann einen Taillenumfang von 80 cm und einen Hüftumfang von 90 cm hat, beträgt sein Verhältnis:

» 80 geteilt durch 90 = 0,89

Taillenumfang

Ihr Taillenumfang allein, auch Bauchumfang genannt, kann ein guter Hinweis auf die Menge Ihres viszeralen Fettes sein. Viszerales Fett ist das Fett, das tief im Bauchraum, in der Regel um die Organe herum, gespeichert ist und in großen Mengen gefährlich für Ihre Gesundheit sein kann. Forschungsergebnisse deuten darauf hin, dass ein größerer Taillenumfang das Risiko für Herzkrankheiten und die Entwicklung von Typ-2-Diabetes erhöht.

» *Optimal:*
Männer: unter 94 cm
Frauen: unter 80 cm

Verhältnis von Taillenumfang zu Körpergröße

Laut gängigen Richtlinien sollte der Taillenumfang weniger als die Hälfte Ihrer Körpergröße betragen, um das Risiko für mögliche Gesundheitsprobleme zu verringern. Die Verwendung des Taille-Größe-Verhältnisses in Verbindung mit dem BMI hilft ebenfalls dabei, die ungefähre Menge Ihres viszeralen Fettes zu bestimmen. Das ermöglicht die Bewertung von Gesundheitsrisiken wie Typ-2-Diabetes, Bluthochdruck oder Herz-Kreislauf-Erkrankungen.

Messen Sie dazu Ihren Taillenumfang und Ihre Körpergröße.

Beträgt Ihr Taillenumfang beispielsweise 80 cm und Ihre Körpergröße 160 cm, berechnen Sie Ihr Ergebnis wie folgt: 80 geteilt durch 160 ergibt 0,5.

Ein Taille-Größe-Verhältnis von 0,5 oder höher deutet möglicherweise auf ein erhöhtes Gesundheitsrisiko durch viszerales Fett hin.

Triglyceride

Ein hoher Wert an Triglyceriden (auch Neutralfette genannt) steht in Zusammenhang mit einem erhöhten Risiko für Herzerkrankungen, und sehr hohe Werte können schwere Erkrankungen wie etwa eine Bauchspeicheldrüsenentzündung (Pankreatitis) nach sich ziehen. Zwar benötigt unser Körper durchaus auch Triglyceride, doch die Werte sollten keinesfalls zu hoch sein. Ihr Hausarzt kann diesen Wert im Rahmen eines routinemäßigen Gesundheitschecks bestimmen lassen.

» *Optimaler Wert:* unter 150 mg/dl (1,7 mmol/l)

LDL-Cholesterin und ApoB

Ein hoher LDL-Cholesterinspiegel (das LDL-Cholesterin wird auch das »böse« Cholesterin genannt) gilt als Risikofaktor für Arteriosklerose (Verengung der Arterien durch Ablagerungen an den Blutgefäßwänden) und Herzerkrankungen. Das gesamte Cholesterin, das der Körper benötigt, produziert er selbst. Alles, was Sie über die Nahrung zu sich nehmen, ist zusätzlich. Der LDL-Cholesterinspiegel steigt oft mit zunehmendem Alter, insbesondere bei Frauen nach den Wechseljahren.

Bei gesunden Menschen ohne zusätzliche Risikofaktoren wie Diabetes oder Bluthochdruck sollte der Wert unter 116 mg/dl (3,0 mmol/l) liegen. Liegt hingegen ein erhöhtes Risiko vor, sind eher Werte von 70 mg/dl (1,8 mmol/l) oder sogar 55 mg/dl (1,4 mmol/l) empfehlenswert.

Mit dem ApoB-Test können Sie Ihr Risiko für Herzerkrankungen bestimmen lassen. Der ApoB-Wert wird dabei für aussagekräftiger gehalten als der LDL-Cholesterinspiegel allein, obwohl ApoB (kurz für Apolipoprotein B) im Gegensatz zu LDL nicht routinemäßig von Ihrem Hausarzt bestimmt wird. Sofern es keine Herzerkrankungen in Ihrer Familie gibt, müssen Sie einen ApoB-Test höchstwahrscheinlich auf eigene Kosten durchführen lassen. Befragen Sie dazu Ihren Hausarzt.

Bei gesunden Erwachsenen sollte der ApoB-Wert in der Regel bei unter 100 mg/dl liegen. Besteht ein hohes Risiko für Herz-Kreislauf-Erkrankungen, sollten Werte von unter 80 oder sogar unter 65 mg/dl das Ziel sein.

Blutdruck

Hoher Blutdruck, auch Hypertonie genannt, verursacht oft keine Symptome, daher ist die Messung Ihres Blutdrucks die einzige Möglichkeit, Bluthochdruck festzustellen. Blutdruckmessungen helfen dabei, Ihr Risiko für Herzerkrankungen und Schlaganfälle einzuschätzen. Die meisten Apotheken bieten für Menschen mit Bluthochdruck kostenlose Messungen an. Alternativ können Sie sich im Internet oder in einer Apotheke auch selbst ein Blutdruckmessgerät kaufen.

Optimale Werte: Der optimale Blutdruck liegt bei 120/80 mmHg.

Tabelle zur Erfassung und Verfolgung Ihrer Werte

Testname	Optimaler Bereich	Ihr Ergebnis (Ersttest)	Ihr Ergebnis (Folgetest)
HbA1c	39 mmol/mol (5,7 %)		
Taille-Hüft-Verhältnis	0,85 (Frauen) 0,9 (Männer)		
Taillenumfang	80 cm (Frauen) 94 cm (Männer)		
Taille-Größe-Verhältnis	0,5		
Triglyceride	< 150 mg/dl (1,7 mmol/l)		
LDL-Cholesterin	< 116 mg/dl (3,0 mmol/l)		
ApoB	< 100 mg/dl (< 80 mg/dl bei geringem Risiko für Herzerkrankungen) < 60 mg/dl (bei hohem Risiko für Herzerkrankungen)		
Blutdruck	120/80 mmHg		

Gewichtsabnahme/Veränderungen der Körperzusammensetzung

Gewicht auf der Waage

Die Verwendung einer Körperwaage zur Gewichtsmessung ist für manche eine Hilfe, aber sicherlich nicht für alle. Falls Sie in der Vergangenheit bereits Essstörungen hatten oder das Thema Körpergewicht bei Ihnen angstbesetzt ist, überspringen Sie diesen Abschnitt vollständig.

Sollten Sie die Waage fortlaufend zur Messung der Gewichtsabnahme verwenden, sollten Sie wissen, dass das Gewicht schwanken wird: Das ist normal. Ihr Gewicht auf der Waage beinhaltet ja nicht nur Ihr Körperfett, sondern auch Ihre Muskeln, Haut, Knochen, Bänder, Weichgewebe, all das, was sich in Ihrem Magen-Darm-Trakt befindet, und auch alle Körperflüssigkeiten. Bei Frauen ändert sich das Gewicht je nach Zyklusphase und schwankt auch aufgrund von Wassereinlagerungen. Allein ein Stuhlgang reduziert Ihr Körpergewicht bereits um einige 100 g!

Digitale Waagen sind am besten geeignet, und ich empfehle, sich morgens nach dem Toilettengang und ohne Kleidung zu wiegen. Unabhängig davon, ob Sie sich täglich oder wöchentlich wiegen, betrachten Sie Ihr Körpergewicht bitte nur als einen von vielen Faktoren, die es zu berücksichtigen gilt. Denken Sie daran, dass Ihr Gewicht kein Maßstab für Ihre Gesundheit ist. Zudem verläuft eine Gewichtsabnahme selten linear – bei den meisten gleicht sie mit ihrem Auf und Ab eher einer wellenförmigen Kurve. Lassen Sie sich also bitte nicht entmutigen, wenn Sie nicht bei jedem einzelnen Wiegen eine Abnahme feststellen. Mit der nachstehenden Tabelle können Sie Ihre Gewichtsreduzierung dokumentieren, aber achten Sie dabei eher auf den stetigen Abwärtstrend als auf die täglichen Schwankungen.

Gewichtsabnahme/Veränderungen der Körperzusammensetzung

	Woche											
	1	2	3	4	5	6	7	8	9	10	11	12
Gewicht												
BMI												

BMI

In der Wissenschaft wird zu Recht darauf hingewiesen, dass der Body-Mass-Index (BMI) kein sehr genaues Maß für die Gesundheit oder das Idealgewicht einer Person ist. Er hat Vorteile bei der statistischen Erfassung von Übergewicht in der Bevölkerung, berücksichtigt jedoch nicht so wichtige Faktoren wie etwa die Körperzusammensetzung (Verhältnis von Muskelmasse zu Körperfett), das Geschlecht, die ethnische Zugehörigkeit und vieles andere. Sie können den BMI zur Information heranziehen, aber seien Sie sich seiner Grenzen bewusst. Im Internet gibt es zahlreiche BMI-Rechner, die Sie für eine automatische Berechnung nutzen können.

» *Optimal:* 18,5–24,9

Fotos

Zur Dokumentation von Veränderungen ist es sinnvoll, Fotos von sich selbst von vorne, hinten und von den Seiten zu machen. Ich empfehle, dies alle zwei bis vier Wochen zu tun, in Unterwäsche, jedes Mal in derselben Haltung und vorzugsweise mithilfe einer Person Ihres Vertrauens, die die Fotos macht.

Tabelle zur Erfassung Ihrer Pflanzenkost

Streben Sie 30 oder mehr verschiedene pflanzliche Lebensmittel pro Woche an

GEMÜSE	OBST	NÜSSE & SAMEN	GETREIDE	HÜLSEN-FRÜCHTE	KRÄUTER & GEWÜRZE
Gesamt:	Gesamt:	Gesamt:	Gesamt:	Gesamt:	Gesamt:

Gesamtsumme: /30

Gewohnheiten-Tracker

ZEIT	MONTAG	DIENSTAG	MITT-WOCH	DONNERS-TAG	FREITAG	SAMSTAG	SONNTAG
Woche eins							
Woche zwei							
Woche drei							
Woche vier							

Dinge, die Sie vielleicht ebenfalls dokumentieren und nachverfolgen möchten:

- Kein Alkohol
- Tägliche Schritte
- Essen innerhalb eines Zeitfensters von 10–12 Stunden
- 2–3 Stunden Pause zwischen der letzten Mahlzeit und dem Schlafengehen
- Tagebuch schreiben zu Beginn oder am Ende des Tages
- Meditieren
- Lesen
- Handy eine Stunde vor dem Schlafengehen weglegen
- 2 Liter Wasser trinken
- Keine Snacks

Kleidungsstücke

Eine gute Möglichkeit, den Fortschritt zu verfolgen, ohne sich zu wiegen, ist die Verwendung eines Kleidungsstücks, das derzeit recht eng sitzt. Während Sie abnehmen, stellen Sie dann fest, dass das Kleidungsstück lockerer und bequemer wird. Das kann sehr motivierend sein. Dazu gehört auch, dass die Anzahl der Kleidungsstücke in Ihrem Kleiderschrank, die Ihnen passen, hinterher größer sein wird – eine Win-win-Situation!

Was zu tun ist

- Wählen Sie die Tests für Stoffwechselparameter aus, die Ihrer Meinung nach am besten zu Ihren Gesundheitszielen passen.
- Bestimmen Sie diese oder lassen Sie diese bei einem Gesundheitscheck bestimmen und tragen Sie Ihre Ergebnisse in die entsprechende Spalte der Tabelle ein.
- Wiederholen Sie die Tests zur Fortschrittskontrolle nach sechs Monaten.
- Ist alles normal, führen Sie die Tests zur Sicherheit weiterhin jährlich durch.

Proteinquellen und -mengen

LEBENSMITTEL	MENGE	EINHEIT	PROTEIN
GEFLÜGEL			
Hähnchenbrust (gegart)	100 g	Kleines Filet	30 g
Putenbrust (gegart)	100 g	Kleines Filet	35 g
Putenbrustscheiben	100 g	8 Scheiben	23 g
Geflügelwürstchen	55 g	2 Cocktail-würstchen	10 g
Putenschinken	50 g	2 Scheiben	6 g
FISCH/MEERESFRÜCHTE			
Kabeljau (gegart)	100 g	Kleines Filet	25 g
Schellfisch (gegart)	100 g	Kleines Filet	22 g
Scholle (gegart)	100 g	Kleines Filet	21 g
Lachs (gegart)	100 g	Kleines Filet	23,5 g
Makrele (gegart)	100 g	Kleines Filet	21 g
Tintenfischringe (gegart)	100 g		20,5 g
Riesengarnelen (gegart)	100 g	Nur essbarer Anteil	16 g
Thunfisch (aus der Dose/im eigenen Saft)	150 g	1 Dose	25,5 g
ROTES FLEISCH			
Rinderfiletsteak (gegart)	100 g		29 g
Rinderlendensteak (gegart)	100 g		26,5 g
Rinderhackfleisch (5 % Fett)	100 g		31 g
Kalbfleisch (gegart)	100 g		21 g
Lammkoteletts (gegart)	100 g	Nur essbarer Anteil	29 g
Schweinekoteletts (gegart)	100 g	Nur essbarer Anteil	31 g

LEBENSMITTEL	MENGE	EINHEIT	PROTEIN
MILCHPRODUKTE UND EIER			
Griechischer Joghurt (10 %)	100 g		6,5 g
Griechischer Joghurt (5 %)	100 g		9 g
Griechischer Joghurt (2 %)	100 g		9,5 g
Griechischer Joghurt (0 %)	100 g		10,5 g
Ziegenmilchjoghurt	100 g		5,5 g
Cheddar-Käse	30 g		7,5 g
Hüttenkäse (fettfrei)	100 g		11,5 g
Ricotta-Käse	100 g		9,5 g
Kuhmilch (fettarm)	100 ml		3,4 g
Ei (gekocht)	50 g	1 großes	7,5 g
MILCHFREI			
Naturjoghurt aus Soja nach griechischer Art	100 g		6 g
Kokosjoghurt	100 g		1,2 g
Ungesüßte Sojamilch	100 ml		3,5 g
Hafermilch	100 ml		0,2 g
PFLANZLICH			
Tempeh	100 g		21,5 g
Tofu	100 g		17 g
Edamame (gedämpft)	100 g		14,5 g
Proteinpulver	20 g	2 gehäufte Esslöffel	15,5 g
Molkenproteinpulver	20 g	2 gehäufte Esslöffel	15,5 g

LEBENSMITTEL	MENGE	EINHEIT	PROTEIN
GETREIDE/BOHNEN			
Großblatt-Haferflocken	30 g	2 Esslöffel	3,5 g
Kichererbsen (aus der Dose)	100 g	Abtropf-gewicht	8,5 g
Rote Kidneybohnen (aus der Dose)	100 g	Abtropf-gewicht	8,5 g
Rote Linsen (gekocht)	100 g		8 g
Cannellini-Bohnen (aus der Dose)	100 g	Abtropf-gewicht	6,5 g
Quinoa (gekocht)	100 g		6 g
NÜSSE/SAMEN			
Hanfsamen (geschält)	30 g		10 g
Kürbiskerne	30 g		7,5 g
Leinsamen	30 g		7,2 g
Mandeln	30 g		6,5 g
Chiasamen	30 g		5 g
Paranüsse	30 g		4,5 g
Erdnussbutter	15 g	1 EL	3,5 g

Literatur-verzeichnis

Einleitung

S. 13: David, L. A., et al., *Diet rapidly and reproducibly alters the human gut microbiome*, Nature, Dezember 2013.

Kapitel 1

S. 24: Tagawa, R., et al., *Synergistic effect of increased total protein intake and strength training on muscle strength*, Sports Medicine, September 2022.

S. 25: Grech, A., et al., *Macro imbalance drives energy intake in an obesogenic food environment: an ecological analysis*, Obesity, November 2022.

S. 26: Ogilvie, A., et al., *Higher protein intake during caloric restriction improves diet quality and attenuates loss of lean body mass*, Obesity, Juli 2022.

S. 28: Jäger, R., et al., *International Society of Sports Nutrition Position Stand: protein and exercise*, Journal of the Inter national Society of Sports Nutrition, April 2017.

S. 32: Qianghui, W., et al., *Tofu intake is inversely associated with risk of breast cancer: A meta-analysis of observational studies*, PLOS, Januar 2020.

S. 32: Reed, K., et al., *Neither soy nor isoflavone intake affects male reproductive hormones: An expanded and updated meta-analysis of clinical studies*, Reproductive Toxicology, Dezember 2020.

S. 34: Taku, K., et al., *Extracted or synthesized soybean isoflavones reduce menopausal hot flash frequency and severity: systematic review and meta-analysis of randomized controlled trials*, Menopause, März 2012.

S. 43: McDonald, D., et al., *American Gut: an open platform for Citizen Science Microbiome Research*, American Gut Project, Mai 2018.

S. 45: Li, A., et al., *Resources and biological activities of natural polyphenols*, Nutrients, Dezember 2014.

Kapitel 2

S. 59: Howard E. Lewine (Reviewer), *Calorie counting made easy*, Harvard Health, April 2024.

S. 65: Pontzer, H., et al., *Daily energy expenditure through the human life course*, Science, August 2021.

S. 66: Hall, K. D., Guo, J., *Obesity energetics: body weight regulation and the effects of diet composition*, Gastroenterology, Mai 2017.

Kapitel 4

S. 79: Bull, F. C., et al., *World Health Organization 2020 guidelines on physical activity and sedentary behaviour*, WHO, November 2020.

S. 82: Rodríguez-Gutiérrez, E., et al., *Daily steps and all-cause mortality: An umbrella review and meta-analysis*, Preventative Medicine, August 2024.

Kapitel 5

S. 93: Valdes, A., et al., *Role of the gut microbiota in nutrition and health*, BMJ, Juni 2018.

S. 93: Schoenfeld, B., et al., *Pre-versus post-exercise protein intake has similar effects on muscle adaptations*, Peer J Journal, Januar 2017.

S. 93: Nielsen, E., et al., *Lacto-fermented sauerkraut improves symptoms in IBS patients independent of product pasteurization*, Food and Function Journal, Oktober 2018.
S. 94: Szajewska, H., Kołodziej, M., *Saccharomyces boulardii in the prevention of antibiotic-associated diarrhoea*, Alimentary Pharmacology & Therapeutics, Juli 2015.

Kapitel 6
S. 102: Ajabnoor, S., et al., *Long-term effects of increasing omega-3, omega-6 and total polyunsaturated fats on inflammatory bowel disease and markers of inflammation: A systematic review and meta-analysis of randomized controlled trials*, European Journal of Nutrition, August 2021.
S. 103: Casal, S., et al., *Olive oil stability under deep-frying conditions*, Food and Chemical Toxicology, Oktober 2010.

Danksagungen

Mit Dank …

An meine Familie, die mich in den langen Tagen (und Nächten) ertragen hat, die ich zum Schreiben dieses Buches brauchte, und die sich nicht (allzu sehr) darüber beschwert hat, dass sie immer wieder die mit meinen Rezepten gekochten Gerichte essen musste, bis ich sie perfektioniert hatte.

An Helena, den Dreh- und Angelpunkt meines Lebens, meine Komplizin, Reisepartnerin und Allround-Cheerleaderin – ich bin so dankbar, dass du zu meinem Leben gehörst. Verlass mich niemals.

An Hannah – Coach, Mentorin und Motivatorin – ohne dich und deine ständige Unterstützung wäre dieses Buch nie entstanden. Ich habe so viel von dir gelernt und bin stolz darauf, dich an meiner Seite zu wissen.

An Céline und Sam, die an mich geglaubt und mir geholfen haben, meine Vision zu verwirklichen: cool, gelassen und gefasst bis zum Schluss. Und Valeria, vielen Dank, dass du zu mir gehalten hast. Zwei sind geschafft, wo geht es als Nächstes hin?!

Nives, ich danke jeden Tag den himmlischen Schwesterngöttern dafür, dass ich bei dir gelandet bin.

Und schließlich an jeden Einzelnen der über tausend Interessenten, die sich 2023, als der 30-Gramm-Plan zum ersten Mal konzipiert wurde, dafür angemeldet haben. Danke für die Liebe, Unterstützung und das Feedback, die den Weg dafür bereiteten, die Idee in ein Buch zu verwandeln. Ich bin euch auf ewig dankbar.

@emma.bardwell
www.emmabardwell.com

Register